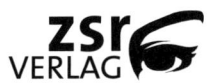

MAIK METZE

DIE BURGER-DIÄT

TAGEBUCH EINER UNGEWÖHNLICHEN IDEE

35 KILO IN 6 MONATEN

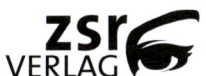
zsr VERLAG

Die Deutsche Bibliothek verzeichnet diese Publikation in der Deutschen Nationalbibliographie; detaillierte bibliografische Daten sind im Internet über http://dnb.ddb.de abrufbar

Maik Metze
Die Burger-Diät
1. Auflage November 2007
©2007 zsr Verlag Ltd., D-26203 Wardenburg
ISBN-13: 978-3-940-75801-9
Gestaltung, Titel und Satz:
Antje Thomas, TRENdTINO Werbeagentur GmbH
Druck und Verarbeitung: L-Druck GmbH, Rastede

Das Werk, einschließlich aller seiner Teile, ist urheberrechtlich geschützt. Jede Verwertung außerhalb der engen Grenzen des Urheberrechtsgesetzes ist ohne ausdrückliche, schriftliche Genehmigung des Verlages oder des Urhebers unzulässig und strafbar. Das gilt insbesondere für Vervielfältigungen, Übersetzungen Mikroverfilmungen und die Einspeicherung, Verarbeitung und Übermittelung in elektronischen Systemen.
Für alle in diesem Werk verwendeten Warennamen sowie Firmen- und Markenbezeichnungen können Schutzrechte bestehen, auch wenn diese nicht als solche gekennzeichnet sind. Deren Verwendung in diesem Werk berechtigt nicht zu der Annahme, dass diese frei verfügbar sind.
Sämtliche Grafiken und Abbildungen in diesem Buch wurden mit Genehmigung der Urheber verwendet.

DIE BURGER-DIÄT

INHALT

VORWORT 9
1. **DAS ZIEL** 13
   1.1 Grundgedanke Idealgewicht 14
   1.2 Eigenverantwortung 18
   1.3 Genuss und Kontrolle 19
   1.4 Vergangene Versuche 20
2. **DAS WERKZEUG** 23
   2.1 Sport 24
   2.2 Menübeispiele 26
   2.3 Mein Tagebuch 30
   2.4 Kontrollhilfen 31
3. **DER WEG - TEIL 1** 33
   3.1 Der Tag davor 34
   3.2 Tag 1 34
   3.3 Die erste Woche 35
   3.4 Kopfschmerzen, Muskelkater, Zweifel & Co 36
   3.5 Woche 2-3 39
   3.6 Tag 20 41
   3.7 Erste Veränderungen 41
   3.8 Woche 4-5 43
   3.9 Tag 33 45
   3.10 Gruppenzwang 45
   3.11 Woche 6-8 48
   3.12 Tag 42 51
4. **DIE HÜRDEN** 53
   4.1 Gesellschaftliche Anlässe 54
   4.2 Neider und Skeptiker 55
   4.3 Die Gewohnheit 57
5. **WELCHE DIÄT IST DIE BESTE?** 59
   5.1 Ich hatte sie alle! 60
   5.2 Weight Watchers (WW) 61
   5.3 Brigitte-Diät 63

	5.4 Atkins-Diät	64
	5.5 Die Kohlsuppe des Grauens	66
	5.6 Low-Fat-30	68
	5.7 Forever-young-Erfolgsprogramm	69
	5.8 Rezeptvergleiche	72
	5.9 Die Besseresser	80
6.	**DER WEG - TEIL 2**	83
	6.1 Woche 9-12	84
	6.2 Mein 30. Geburtstag	88
	6.3 Tag 65	90
	6.4 Woche 13-15	92
	6.5 Auszeit durch Mandel- OP	95
	6.6 Tag 90	96
	6.7 Woche 16-19	98
	6.8 Tag 125	102
	6.9 Salat	102
7.	**MOTIVATION**	105
	7.1 Motivationshilfen	106
	7.2 Das Leiden der Dicken	108
	7.3 Die Selbstlüge	110
	7.4 Psychologie bei Diäten	111
	7.5 Der Weg ist das Ziel	114
8.	**SCHLUSSPHASE, ENDSPURT, GESCHAFFT**	117
	8.1 Woche 20-23	118
	8.2 Aus Spott wird Anerkennung	122
	8.3 Woche 24-26	124
	8.4 Ein völlig neues Lebensgefühl	127
SCHLUSSWORT		129
ANHANG		132
	Quellenverzeichnis	132
	Interview/Häufige Fragen, Fotos	132
	Statistik, Blutbilder, Tests, Meine Vorlage	138

VORWORT

Dieses Buch ist die Dokumentation eines Selbstversuches. Als ich mir vorgenommen habe, endlich erfolgreich mein Übergewicht loszuwerden, hatte ich schon zehn Jahre lang erfolglose Diätversuche hinter mir. Ich war mit meinem Latein am Ende: Jede Woche kommt eine neue Diät auf den Markt und jede verspricht eine andere Weisheit. Aber was darf ich denn nun glauben? Fett ist böse? Kohlehydrate sind böse? Kommt es auf den Zeitpunkt an, wann ich esse? Schlank durch Sport, Molkekur, Kohlsuppe, Punkte, im Schlaf, durch Tabletten oder wie? Darf man überhaupt alles glauben, was uns die Wissenschaft bzw. die Ernährungsindustrie vorbetet? Sind es nicht teilweise sogar wirtschaftliche Interessen, die über ein „richtig" oder „falsch" bzw. „gesund" oder „ungesund" entscheiden? Irgendwann glaubt man an gar nichts mehr, vor allem, wenn jeder um einen herum es immer gerade besser weiß.

Ich hatte mit jedem Diätbuch mehr und mehr das Gefühl, dass immer das richtig zu sein scheint, was gerade angesagt ist. Aber so wirklich geholfen hat mir keine der berühmten Diäten. Ich war auch nach der sechsten Diät immer noch zu dick und fühlte mich noch dazu als Versager.

Also habe ich mich hingesetzt und mir die Frage gestellt, warum ich überhaupt zu dick bin und wieso ich immer wieder scheitere. Keine Diät, kein Buch, kein Arzt konnte mir das je beantworten.

Ich hatte nicht das Gefühl, dass es an den Molekülen in meinem Essen, dem Zeitpunkt des Essens und noch nicht einmal an der Menge lag.

> *„Je mehr ich darüber nachdachte, desto mehr wurde mir klar, dass meine Hürde eine psychische Hürde war."*

Essen ist für mich eine Art von psychischer Befriedigung. Eine Art Belohnungssystem, ein Blitzableiter für Stress auf der Arbeit oder

z. B. in der Beziehung. Wenn ich mir etwas gönnen möchte, esse ich etwas Leckeres. Wenn ich mich mit meiner Freundin streite, fahre ich erst einmal zu McDonald's oder hole mir eine Döner-Pita. Und immer wenn ich mit einem weiteren Diätversuch gescheitert bin oder im Schwimmbad mal wieder die vielen Blicke über mich ergehen ließ, habe ich mir danach heimlich eine Tüte Chips vor dem Fernseher gegönnt. Weil es mir damit besser ging.
Das war mein Problem und ist es vielleicht auch immer noch. Aber als mir dieses Licht aufgegangen ist, wusste ich, dass ich einen ganz anderen Diätversuch starten musste, um endlich die leidige Speckschwarte loszuwerden ...
Dies war die Geburtsstunde der „Burger-Diät".
Mein Lieblingsgericht ist nun mal das Essen bei McDonald's. Wenn es Pizza wäre, würde dieses Buch die „Pizza-Diät" heißen, und ich hätte das gemacht. Oder wenn ich auf Burger King oder sonst irgendetwas abfahren würde, wäre das mein Ansatz gewesen. Ich habe nichts von McDonald's bekommen für meinen Versuch und jeden Burger selbst bezahlt. Es geht in diesem Buch nur um eine einzige Sache: Ich wollte abnehmen und meine eigene Psyche austricksen, indem ich jeden Tag genau das essen kann, was ich am liebsten mag. Bei mir ist das das Essen von McDonald's, bei anderen mag das sicher etwas anderes sein.
Das Ergebnis kann ich aber schon vorwegnehmen: Es hat funktioniert! Ich habe zum jetzigen Zeitpunkt bereits mein Zielgewicht und halte es erfolgreich. Und ich bin so fit und gesund wie seit über zwölf Jahren nicht mehr, das bestätigt mir auch mein Arzt (zu seiner eigenen Verwunderung). Ich habe diesen Selbstversuch sehr gewissenhaft und unter ärztlicher Aufsicht durchgeführt. Ob dieser Ansatz auch etwas für andere Menschen ist, weiß ich nicht bzw. möchte ich nicht beurteilen. Aber in jedem Fall sollte dieses Buch denjenigen Mut machen, die ähnlich verzweifelt sind, wie ich es vor sechs Monaten war:

Wo ein Wille ist, ist (manchmal) auch ein (ungewöhnlicher) Weg.

Maik Metze, 5. September 2007

Wichtiger Hinweis:
Bei diesem Buch handelt es sich um einen Selbstversuch. Die in diesem Buch beschriebene Diätform ist nicht dazu geeignet, Krankheiten zu erkennen, zu verhüten, zu lindern oder zu beseitigen. Insbesondere bewirkt es auch keine Heilung von krankhaftem Übergewicht. Es beschreibt lediglich meinen Weg aus der Fettleibigkeit. Dieser wurde von mir gewissenhaft und unter medizinischer Beobachtung durchgeführt. Die in diesem Buch veröffentlichten Informationen wurden mit größter Sorgfalt geprüft. Eine Garantie kann jedoch nicht übernommen werden. Ebenso wird eine Haftung für Personen-, Sach- oder Vermögensschäden ausgeschlossen.

DIE BURGER-DIÄT

DAS ZIEL

„180 TAGE FAST FOOD UND 100% GUTE LAUNE!"

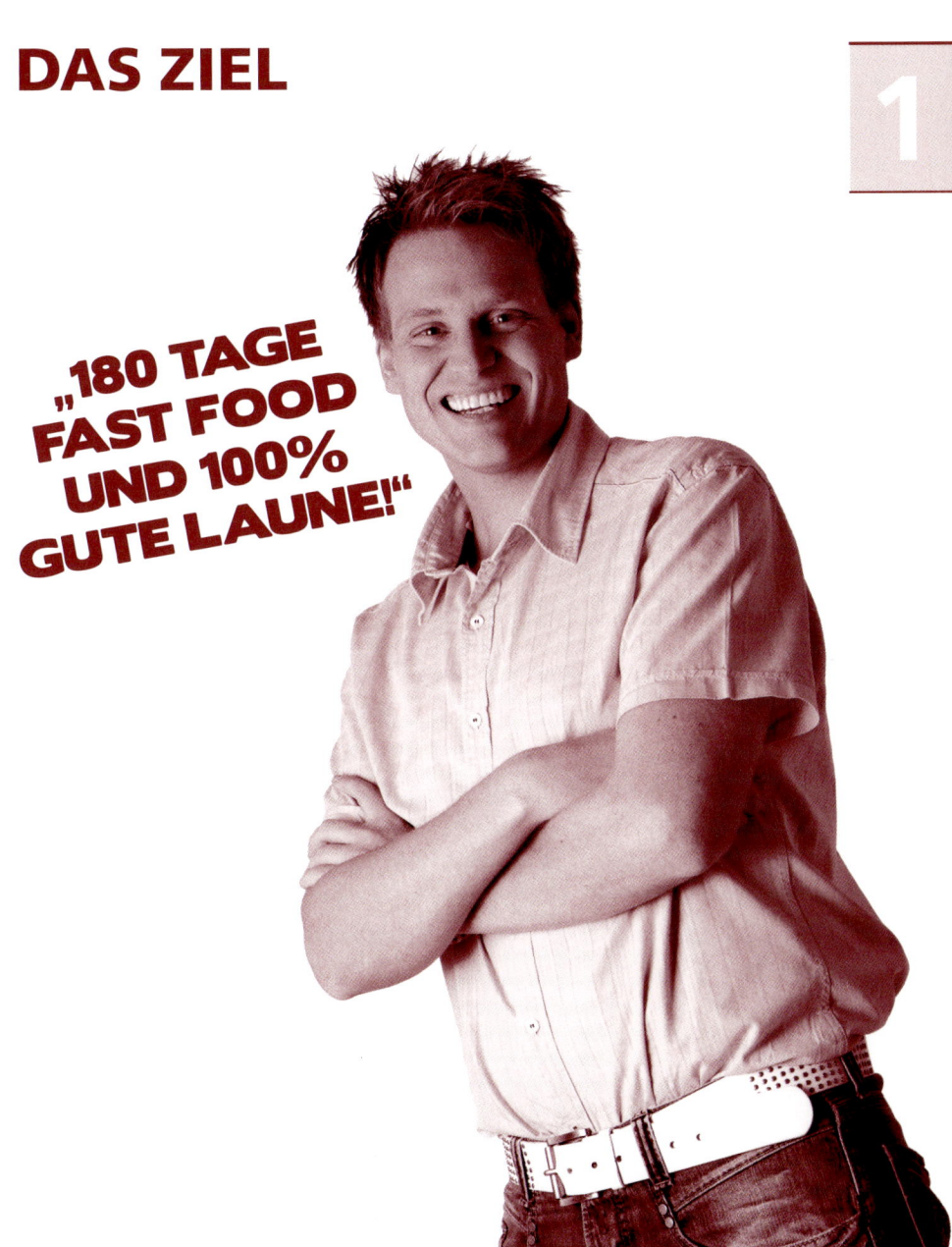

1

1.1 Grundgedanke Idealgewicht

Ich kann gar nicht mehr genau sagen, wann ich angefangen habe, mich als dicken Menschen zu sehen. Wann hat der Kampf mit dem Übergewicht begonnen, wann wurde in mir eine Sehnsucht nach dem sogenannten „Idealgewicht" entfacht? Es fängt, glaube ich, bei jedem gleich an: Man schaut unter der Dusche auf sein „Bäuchlein" und sagt sich: „Ich glaub, ich muss mal joggen gehen." Und dann beginnt der Kreislauf des Versagens: Diät, Sport, guter Vorsatz, Monatsbeitrag im Fitnessstudio, Abbruch, Jojo-Effekt, nächste Diät, noch besserer Vorsatz, gesellschaftlicher Anlass, wieder Abbruch, Ausstieg aus dem Fitnessstudio, Laufgruppe, nächste Diät usw. Und obwohl man abnehmen möchte, nimmt man irgendwie immer mehr zu.

> **„Dieses blöde „Idealgewicht" hat mein Leben in den letzten Jahren mehr und mehr beeinflusst."**

Erreicht habe ich es aber irgendwie nie.
Als ich mich im Dezember 2006 entschieden habe, die etwas ungewöhnliche Idee der „Burger-Diät" auch wirklich in die Tat umzusetzen, hatte das mehrere Gründe. Der Hauptgrund war sicherlich der Wunsch danach, einfach nicht mehr dick zu sein! Daneben gab es aber ganz viele kleine Gründe, wie z. B. körperbetonende Klamotten tragen zu können, bei einer Grillparty mit Freunden genauso gierig wie die anderen die Steakvariationen des Fleischers rauf und runter zu testen, bei dem anderen Geschlecht besser anzukommen, kleinere Männerbrüste (oder sollte ich hier besser „straffere" schreiben?), Selbstwertgefühl usw. usw. Diese Liste könnte ich beliebig fortsetzen.
Die vielen gescheiterten Diätversuche der letzten Jahre haben bei mir zu einer Diätverdrossenheit geführt. Ich empfinde die meisten Diätbücher mittlerweile nur noch als theoretische Gebilde, die

1.) total schwer umsetzbar sind und 2.) in aller Regel von schlanken Personen in neunmalkluger Weise geschrieben wurden, die keine Ahnung haben was es bedeutet, dick zu sein!

„Diese Bücher haben mir nie wirklich geholfen, denn sie haben immer den Hunger als den Feind der Dicken betrachtet."

Das reine Hungergefühl ist für mich jedoch nie das Problem gewesen. Als ich mir Gedanken darüber gemacht habe, womit ich endlich abnehmen könnte, habe ich festgestellt, dass bei mir das Essen vor allem eine seelsorgerische Funktion hat.
Der Wunsch nach Fitness und Sportlichkeit war anfangs kein Grund bzw. kein bedeutendes Argument für mich, diesen Weg zu gehen. Erst nach und nach hat sich meine Einstellung dazu verändert. Ich spüre mittlerweile immer mehr, dass Sportlichkeit auch etwas mit Lebensqualität zu tun hat. Es ist schon irre, wie sich mit jedem abgenommenen Kilo die Sichtweise und der Bezug zu sportlicher Betätigung wandelt. Das kann man aber nicht durchs Lesen in schlauen Diätbüchern oder durchs Schreiben in irgendwelchen Internetforen erlangen, sondern das muss man selber erfahren. Aber dazu später mehr.
Im Dezember 2006 habe ich mir erst einmal überlegt, wie ich mich gern sehen würde: der Bauchspeck sollte am besten völlig verschwinden und ich wollte gerne wieder in bestimmte Klamotten passen, die ich zu dem Zeitpunkt teilweise nicht mal zuknöpfen konnte. Also hieß das Stichwort: Idealgewicht. Ich habe dann im Internet nach einer Formel zur Berechnung gesucht, die sollte sich ja eigentlich schnell finden lassen. Aber da kam schon wieder das gesamte Diätendilemma zum Vorschein: In jedem Forum und auf jeder Internetseite zum Thema Abnehmen werden andere Faktoren als wichtig und elementar betrachtet. Da diskutieren Leute mit dem gleichen Halbwissen, wie ich es selber auch habe, über die medizi-

nischen Details, die sie selber nur aus anderen Foren kennen. Und als mein Idealgewicht bekam ich dann auch Ergebnisse von 65 kg bis 97 kg. Und das auf angeblich wissenschaftlich fundierten Ernährungsseiten. Ich bin 30 Jahre alt, männlich und 191 cm groß. Mit 65 kg wäre ich glaube ich eher reif für die Klinik. Aber da fingen die Ergebnisse wirklich an.

Also habe ich mich an den Mediziner meines Vertrauens gewendet und mit ihm Rücksprache gehalten. Gemeinsam haben wir dann ermittelt, dass ich mit 85 kg ein moderates und langfristig gesundes Körpergewicht hätte.

„Damit war das Ziel also festgelegt: 85 kg."

Als Startdatum war für mich der 1. Januar 2007 dann natürlich naheliegend. So konnte ich noch in alter Manier Weihnachten genießen und richtig reinhauen.

(Übrigens möchte ich auch jedes kommende Weihnachtsfest genauso feiern und genießen, weil ich meine Essgewohnheiten an diesen Tagen sicher nicht ändern werde. Es gibt einfach Dinge, auf die möchte man nicht verzichten.)

„Und ich wusste, dass ich dieses Ziel mit meinem Lieblingsessen erreichen wollte: Burger & Pommes."

Die Frage, wie lange ich es durchhalten würde, jeden Tag bei McDonald's zu essen, konnte ich zu diesem Zeitpunkt noch nicht beurteilen, aber ich hatte mir vorgenommen, mein Ziel innerhalb von sechs Monaten zu erreichen. War das unrealistisch? Es sollte sich als möglich erweisen.

Jetzt wusste ich ja schon so einiges über den menschlichen Organismus – durch die vielen Diätbücher und die diversen Beratungen – und konnte mir zusammenrechnen, dass ich abnehme, wenn ich weniger Kalorien zu mir nehme, als ich verbrauche. Das haben schließlich alle Diäten gemeinsam, wenn man sie erst einmal durchschaut hat.

Ich wog zum Startzeitpunkt 120,2 kg. Mein Ziel war 85 kg in sechs Monaten. 1 kg Körperfett hat 9000 kcal. Da es aber nicht zu 100 % aus Fett besteht, habe ich mit 7000 kcal gerechnet.

Also musste ich 120,2 – 85 kg = 35,2 kg bzw. 246 400 kcal in sechs Monaten einsparen. Das sind umgerechnet 1369 kcal pro Tag, die ich weniger essen musste.

Wenn man nach dem eigenen Kalorienbedarf sucht, bekommt man (natürlich) auch wieder die verschiedensten Ergebnisse, aber im Schnitt liege ich mit 120 kg bei ca. 3300 kcal und mit 85 kg bei ca. 2700 kcal Energiebedarf pro Tag. (Zur Erklärung für diejenigen, die sich damit noch nie beschäftigt haben: Das ist die Menge, die ich essen kann, ohne zuzunehmen. Esse ich weniger, nehme ich ab, esse ich mehr, nehme ich zu.)

Durchschnittlich habe ich also mit ein wenig Sport in dieser Zeit einen Verbrauch bzw. Bedarf von 3000 kcal pro Tag. Wenn ich 1369 kcal täglich einsparen möchte, darf ich maximal 3000 – 1369 = 1631 kcal täglich zu mir nehmen. Der Einfachheit halber habe ich mir an dieser Stelle die magische 1400-kcal-Grenze gesetzt. Ich habe den inneren Schweinehund beim Sport mit einberechnet und dass ich auch ab und zu ein paar gesellschaftliche Anlässe mitnehme, die dann so richtig reinhauen. Das sollte aber auch o.k. sein. Wenn ich das mit anderen Diäten vergleiche, merke ich, dass ich damit nicht so falsch liege. Viele der großen Diäten empfehlen ebenfalls 1400 kcal maximal pro Tag zu sich zu nehmen, um erfolgreich abzuspecken.

Das Ziel noch einmal im Überblick:
- sechs Monate
- 1400 kcal pro Tag
- 85 kg
- jeden Tag McDonald's, und dort: **EGAL WAS!**

1.2 Eigenverantwortung

Als mir mein Arzt zum ersten Mal gesagt hat, welche Krankheiten bei mir aufgrund meines Übergewichtes bereits im Wartesaal Schlange stehen, habe ich das erst einmal abgetan. „Das betrifft die ganz Fetten, aber so schlimm ist es bei mir doch noch lange nicht", habe ich mir gesagt. Wenn ich die vergangenen Jahre betrachte, dann habe ich das Thema Eigenverantwortung in ziemlich vielen Bereichen gekonnt ignoriert bzw. es mir einfach schöngeredet. Es ist ja auch kurzfristig immer einfacher, die Verantwortung wegzuschieben und wie bisher weiterzumachen.

Natürlich ist das legitim, so durchs Leben zu gehen, aber sollte man sich nicht besser den Problemen und dem alltäglichen Leben stellen? Bei mir hat gerade dieses Weglaufen zu häufigen Fressattacken geführt und diese in ihrem Umfang noch gesteigert. Das Weglaufen hat unweigerlich Frust zur Folge, und der Frust führt wiederum zu einer ungesunden Kalorienzufuhr. Das ist dann wie ein Teufelskreis, aus dem man keinen Ausweg mehr findet.

Aber irgendwann kommen einem doch Zweifel, ob das so gesund ist, dass man bei jedem Treppengang völlig aus der Puste ist, dass man den ganzen Tag über Müdigkeitserscheinungen hat und immer häufiger Kreislaufprobleme und Kopfschmerzen bekommt, wenn man mal längere Zeit nichts gegessen hat.

In der Anfangsphase der Diät war mir dieses Thema ehrlich gesagt nie so wirklich bewusst. Die Bedeutung der Verantwortung dem eigenen Körper gegenüber wurde mir erst klar, als ich gegen Ende der Diät von Außenstehenden immer häufiger gefragt wurde, ob es denn nicht ungesund sei, jeden Tag bei McDonald's zu essen.

Abgesehen von der Frage, ob das überhaupt so sein muss, habe ich dann immer meinen Arzt zitiert, der gesagt hat: „Auch wenn Sie sich aktuell jeden Tag von Burger und Pommes ernähren, ist das in Ihrer Form offensichtlich langfristig immer noch 1000-mal gesünder, als dauerhaft dick zu sein."

1.3 Genuss und Kontrolle

Warum halte ich eine Diät nicht durch? Warum neige ich zu Überkonsum beim Essen? Wieso fühle ich mich bei einer Diät in aller Regel seelisch so unbefriedigt? Welche Diät ist nun die richtige? Wäre es nicht geil, jeden Tag bei McDonald's zu essen?

Ja, das wäre es. Und das ist im Prinzip auch schon die ganze Wahrheit. Wieso sollte ich nicht jeden Tag Burger und Pommes essen dürfen und gleichzeitig ein Kaloriendefizit erreichen können? Würde mich das nicht auch seelisch befriedigen?

Von der Logik her war mir zu jedem Zeitpunkt klar, dass ich Stück für Stück meinem anvisierten Idealgewicht näherkommen konnte. Ich esse, was ich möchte, und baue ein Kaloriendefizit ein, mit dem ich abnehme. Aber wie reagiert der Körper? Was macht meine Gesundheit? Auch ich kannte den Dokumentarfilm von US-Regisseur Morgan Spurlock, der durch seinen 30-Tage-Selbstversuch mit Namen „Supersize Me" dem Tod ja angeblich gerade noch so von der Schippe springen konnte. Hierzu muss man natürlich wissen, dass der Autor z. T. 7000 kcal am Tag zu sich genommen hat. Da würde man auch bei jeder anderen Ernährungsform Probleme bekommen, wenn man nicht gerade Leistungssportler ist. Aber unabhängig davon waren deshalb natürlich regelmäßige Blutkontrollen und Arztbesuche absolute Pflicht für mich. Ich wollte kein Risiko eingehen und war zu Anfang auch ein wenig skeptisch, ob meine Idee so funktionieren würde. Ich habe außerdem meinen Hausarzt und den Stoffwechselarzt, die ich regelmäßig besuchen wollte, nicht in meine Pläne eingeweiht, um absolut unverfälschte Ergebnisse zu bekommen. Schließlich entsprach das, was ich vorhatte, nicht gerade den aktuellen Erkenntnissen darüber, womit man am besten und gesund abnehmen würde. Aber ich war bereit für das Experiment und wollte es nun endlich wissen. Die „gesunden" Wege hatten mich ja schließlich nicht zum Ziel geführt.

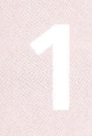

1.4 Vergangene Versuche

In den letzten Jahren habe ich diverse Diäten selbst ausprobiert und bin an jeder einzelnen gescheitert. Diese Diäten gehen fast alle ausschließlich auf das Hungergefühl, nicht jedoch auf die seelische Abhängigkeit ein.

Mein „Diätlebenslauf" sieht folgendermaßen aus:

Jahr	Durchgeführte Diäten
1996	Kohlsuppendiät, FdH
1999	Kohlsuppendiät
2001	Atkins, Low-Fat-30
2002	Brigitte-Diät
2003	Atkins
2004	Atkins, Kohlsuppendiät
2005	Weight Watchers, LOGI
2006	GLYX-Diät, Atkins, Die-ultimative-New-York-Diät

In Kapitel 5 gehe ich auf jede einzelne Diät konkret ein und schildere, wie meine Erfahrungen aussehen und woran ich meiner Meinung nach gescheitert bin.

DIE BURGER-DIÄT

DIE BURGER-DIÄT DAS WERKZEUG

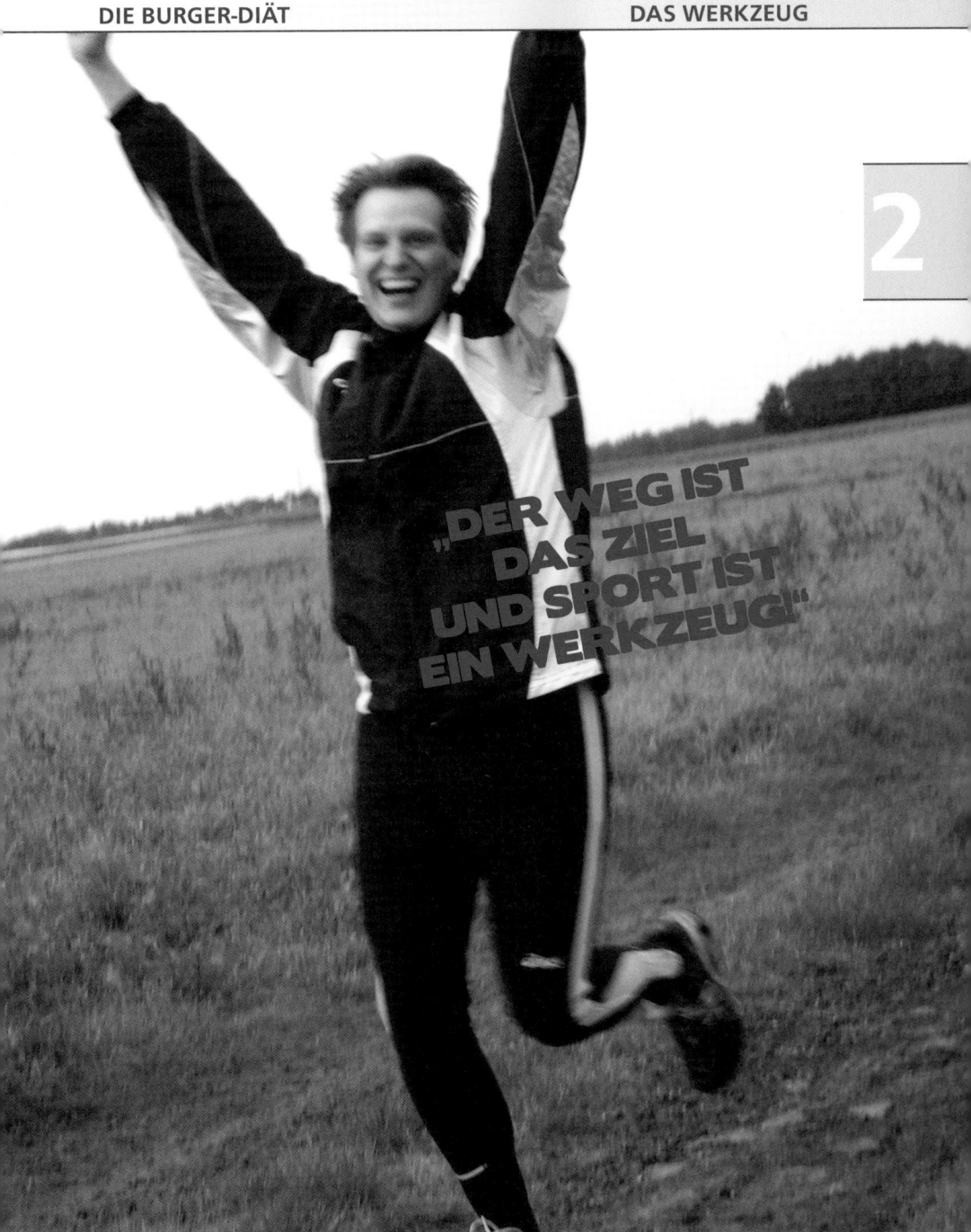

„DER WEG IST DAS ZIEL UND SPORT IST EIN WERKZEUG!"

2.1 Sport

Wie ich in Kapitel 2 ja schon kurz erwähnt habe, war der Wunsch nach Fitness und Sportlichkeit kein Grund bzw. kein bedeutendes Argument für diese Diät.

Aber ich bin mir natürlich immer darüber bewusst gewesen, dass Sport bzw. Bewegung, egal in welcher Form, den Kalorienverbrauch steigert und den Stoffwechsel aktiviert.

Ich habe mich in den letzten Jahren immer mal wieder kurzfristig zum Sport motivieren können: Jogging, Rad fahren, Fitness, Schwimmen, Fußball usw. Aber es war immer mit einem bestimmten Zwang bzw. Druck verbunden, ähnlich wie beim Essen. Die Kombination aus „Grünzeugs plus Joggen" hatte sich mir ziemlich negativ im Kopf eingebrannt und war für Jahre eine Pflichtnummer, die man über sich ergehen lassen muss, wenn man abnehmen möchte. Meistens ist das dann aber darin ausgeartet, dass ich mich beim Sport total übernommen habe, weil der Abnehmerfolg durchs Essen irgendwie nicht so schnell kam, wie ich das wollte. Die Folge: Demotivation, Abbruch, Frustessen, Ende der sportlichen Aktivität.

Bei diesem Versuch wollte ich mir beim sportlichen Teil keinen Druck machen. Es war mir einfach wichtig, dass ich mich nicht übernehme. Ich war fest von meiner Ernährungsidee überzeugt, sodass ich auch Phasen überstehen würde, in denen ich keine Motivation zum Sport habe …

Gerade am Anfang ist falscher Ehrgeiz ja bekanntlich oft das Problem. Letztendlich habe ich dann ja auch wirklich schon mal absichtlich ein paar Tage Pause gemacht bzw. sogar mal ganze Wochen den Sport weggelassen.

Mir ging es auch nie darum, einen professionellen Ansatz zu entwickeln.

„In erster Linie muss es mir Spaß machen."

Alles andere wird sich dann später automatisch ergeben. Gerade da finde ich die Tipps in Büchern und Zeitschriften total überzogen. Da wird dann von funktioneller Bekleidung, einer Pulsuhr, einem Sechs-Wochen-Trainingsplan und weiteren Dingen gesprochen. Letztlich geht's doch erst mal ums anfangen und um mehr nicht.
Bedeutet also: Das Wetter ist heute gut, raus und los!
Ich finde vor allem, dass dieses Theoretisieren in den meisten Fällen nur vom Anfangen abhält. Zumindest ist es bei mir immer so gewesen. Immer wenn ich mir früher vorgenommen habe, eine bestimmte Sportart zu betreiben, um abzunehmen, dann wurden erst einmal ein bis zwei Bücher bestellt und diese entweder teilweise oder auch gar nicht gelesen. Und danach war der Trainingseifer dann meistens auch schon wieder schnell verflogen.

> **„Dümmer hat mich das sicher nicht gemacht**
> **... jedoch auch nicht dünner!"**

Mein Ziel war also, mit ein wenig Sport meine Motivation fürs Ganze zu steigern und die Ergebnisse schneller zu erreichen. Egal ob mit funktionaler Kleidung, egal ob im optimalen Fettverbrennungspuls und egal ob zweimal im Monat oder viermal die Woche: Ansatzweise Spaß sollte es machen, das war das Wichtigste! Also bin ich hier mal Fahrrad gefahren, da mal schwimmen oder joggen gewesen, habe hier mal Tennis gespielt und da mal auf dem Spinningbike eine Einheit hingelegt – je nach Lust und Laune.
Was mich bereits nach einigen Wochen wirklich überrascht hat, war der positive Effekt von regelmäßigen Sporteinheiten, der sich recht schnell eingestellt hat: Ich hatte nicht nur das Gefühl, das zu machen, was mir Spaß macht; nach jeder einzelnen Trainingseinheit stellten sich regelrechte Glücksgefühle ein. Besonders Stress konnte ich nach kurzer Zeit sehr gut mit Sport abbauen, viel besser als durch die früheren, übertriebenen Fressattacken.

2.2 Menübeispiele

Im Gegensatz zum „Supersize Me"-Autor wollte ich natürlich keine 7000 kcal am Tag, sondern im Schnitt eher 1400 kcal bei McDonald's zu mir nehmen. Wie sieht das nun in der Praxis aus? Auf den ersten Blick hat man das Gefühl, dass es eher wenig ist. Ich hatte auch anfangs meine Zweifel, ob ich von so wenig satt werde, früher hatte ich locker das Dreifache an einem Tag auf meinem Teller liegen. Aber man glaubt gar nicht, wie wenig man essen kann, wenn das Essen die Psyche ausreichend belohnt.

Hierzu ein paar Beispielmenüs:

4. Januar 2007

McRib®		480 kcal
Pommes Frites mittel		340 kcal
McFlurry® Milka Kirsch		300 kcal
Frucht-Tüte		45 kcal
2,8 l kalorienfreie Getränke		0 kcal
[1]		**1165 kcal**

DIE BURGER-DIÄT   DAS WERKZEUG

15. Januar 2007

McRib®		480 kcal
Pommes Frites mittel Ketchup		340 kcal 20 kcal
Hamburger		255 kcal
Schmankerl-Salat mit Hüttendressing	Ohne Abbildung	155 kcal
2,4 l kalorienfreie Getränke		0 kcal
[1]		**1250 kcal**

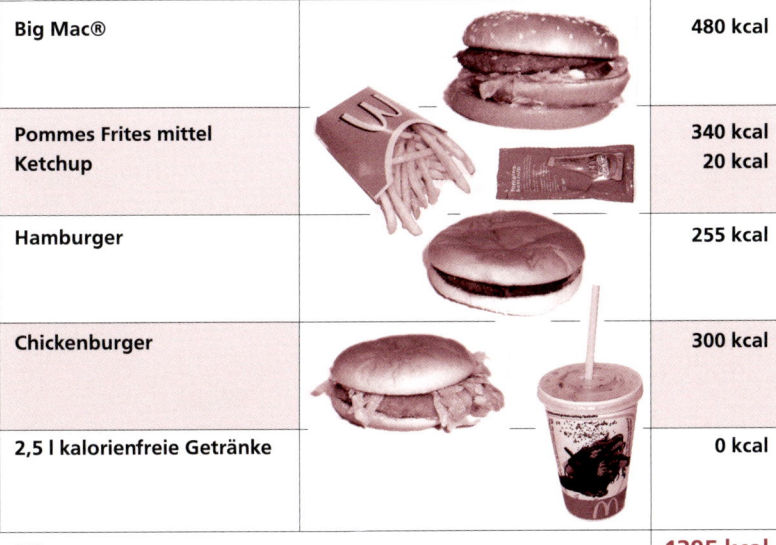

19. März 2007

Big Mac®		480 kcal
Pommes Frites mittel Ketchup		340 kcal 20 kcal
Hamburger		255 kcal
Chickenburger		300 kcal
2,5 l kalorienfreie Getränke		0 kcal
[1]		**1395 kcal**

DAS WERKZEUG   DIE BURGER-DIÄT

22. April 2007

Hamburger		255 kcal
Hamburger		255 kcal
Grilled Chicken Caesar Salad		185 kcal / 55 kcal
2,5 l kalorienfreie Getränke		0 kcal
[1]		**750 kcal**

26. April 2007

3er Chicken-Selects / Cayennepfeffer-Dip		366 kcal / 82 kcal
Chicken Wrap		315 kcal
Los Kartoffos / Sour-Cream-Dip		343 kcal / 75 kcal
Pommes Frites mittel		340 kcal
2,0 l kalorienfreie Getränke		0 kcal
[1]		**1521 kcal**

DIE BURGER-DIÄT

DAS WERKZEUG

Und hier auch mal ein Beispiel, wo ich einfach so richtig Lust hatte, über die Stränge zu schlagen. Wenn ich das heute sehe, erschrecke ich mich fast ein wenig, wie viel das ist. Früher wäre das nicht viel für mich gewesen.

13. März 2007

McRib®		480 kcal
2 x Pommes Frites mittel 2 x Ketchup		680 kcal 40 kcal
2 x Hamburger Royal TS®		1080 kcal
McFlurry® mit Smarties		360 kcal
1,9 l kalorienfreie Getränke		0 kcal
[1]		**2640 kcal**

2.3 Mein Tagebuch

Ich habe jeden Abend handschriftlich aufgeschrieben, was ich gegessen und getrunken habe, wie viel und welche Art von Sport ich gemacht habe, meinen Gewichtsstand und was ich den Tag über erlebt bzw. gefühlt habe. Meistens lag ich bereits im Bett und habe mir den Tag nochmal intensiv durch den Kopf gehen lassen. Nicht selten wäre ich dann am liebsten nochmal aufgestanden, um eine weitere Runde laufen zu gehen. Wer hätte das gedacht? Früher wäre ich eher zum Süßigkeitenschrank gegangen, da ich mir die Schleckerei ja an diesem Tag quasi „verdient hatte" …

Eigentlich gab es in den früheren Jahren kaum einen größeren Feind von Tagebüchern als mich. Ich habe, ehrlich gesagt, nie einen Ansatz gefunden, warum ich so etwas schreiben sollte. Um meine Vorbehalte bzw. meine Sichtweise zu verändern, musste ich mir erst einmal klarmachen, dass mein Tagebuch hierbei nichts anderes als eine Projektdokumentation ist. Und für die kann ich rational relativ viele Gründe finden, weshalb ich sie schreiben sollte. Abgesehen davon war es mir wichtig, dieses Projekt so gut wie möglich auch von meiner psychischen Seite her zu dokumentieren. Also war die Form der Dokumentation in meinem Fall das Tagebuch. „Wieder mal erklärt durch pure Rationalität", werden die Damen unter Ihnen an dieser Stelle sicher denken. „Typisch Mann!"

Aber ich muss da selbst ein wenig schmunzeln. Vor allem wenn ich rückwirkend auf die emotionalen Effekte meines Tagebuches schaue:

„Zum ersten Mal im Leben habe ich mir sehr deutlich vor Augen geführt, wie viel ich sonst in mich hineingeschaufelt habe."

Und ich habe zum ersten Mal in meinem Leben ganz bewusst wahrgenommen, warum ich an bestimmten Tagen über die Stränge geschlagen habe, und wie sehr mich mein Übergewicht tatsächlich jeden Tag psychisch belastet hat.

Ich habe meine Einstellung zum Thema „Tagebuch schreiben" seit meiner Burger-Diät stark geändert und schreibe mittlerweile auch alle möglichen anderen Dinge auf, um sie zu verarbeiten oder mir bewusst zu machen. „Untypisch Mann"? Vielleicht ... Aber es hat mir extrem gut geholfen, mich heute besser zu fühlen als noch vor sechs Monaten; und das nicht nur wegen meines erreichten Idealgewichts.

2.4 Kontrollhilfen

Als ich mir im Vorfeld Gedanken über die Kontrolle gemacht habe, sind mir Dinge wie eine Pulsuhr, eine Stoppuhr oder auch ein Blutdruckmessgerät in den Sinn gekommen. Letztlich war ich mit meinen Gedanken ausschließlich bei der Trainingskontrolle. Aber wenn ich das eigentliche Problem, die eigene Konsequenz, in den Mittelpunkt stelle, dann gibt es nur eine Schlussfolgerung: die Trainingskontrolle ist totale Nebensache! Allein die Tatsache, dass und wie lange ich Sport gemacht habe, spielt eine Rolle, nicht z. B. der „Optimalpuls".

> **„Ich neige ansonsten sehr schnell dazu, mich mehr auf die Bedienung einer Pulsuhr als auf den eigentlichen Sport zu konzentrieren."**

Die einzige selbst durchgeführte Kontrollhilfe, die ich für mich für unabdingbar hielt, war also die schriftliche Dokumentation: das Tagebuch. Des Weiteren konnte ich natürlich auf eine Personenwaage für die tägliche Gewichtskontrolle nicht verzichten.

Da ich nicht wusste, wie sich meine Gesundheit während des Diätzeitraumes entwickeln würde, habe ich alle acht Wochen einen medizinischen Check inklusive der Erstellung eines großen Blutbildes durchführen lassen. In den letzten acht Wochen wurde ich mehrfach darauf angesprochen, wie schädlich Fast Food doch für die Spermaqualität sein müsste. Aus dem Grunde habe ich den Äußerungen stattgegeben und ein Spermiogramm erstellen lassen (im Anhang finden Sie die detaillierten Laborberichte).

Damit waren die Voraussetzungen geschaffen, um endlich loszulegen und mich die nächsten sechs Monate mit meinem Lieblingsessen und ein wenig Sport, sobald ich Lust hatte, meinem Wunschgewicht zu nähern.

DER WEG - TEIL 1

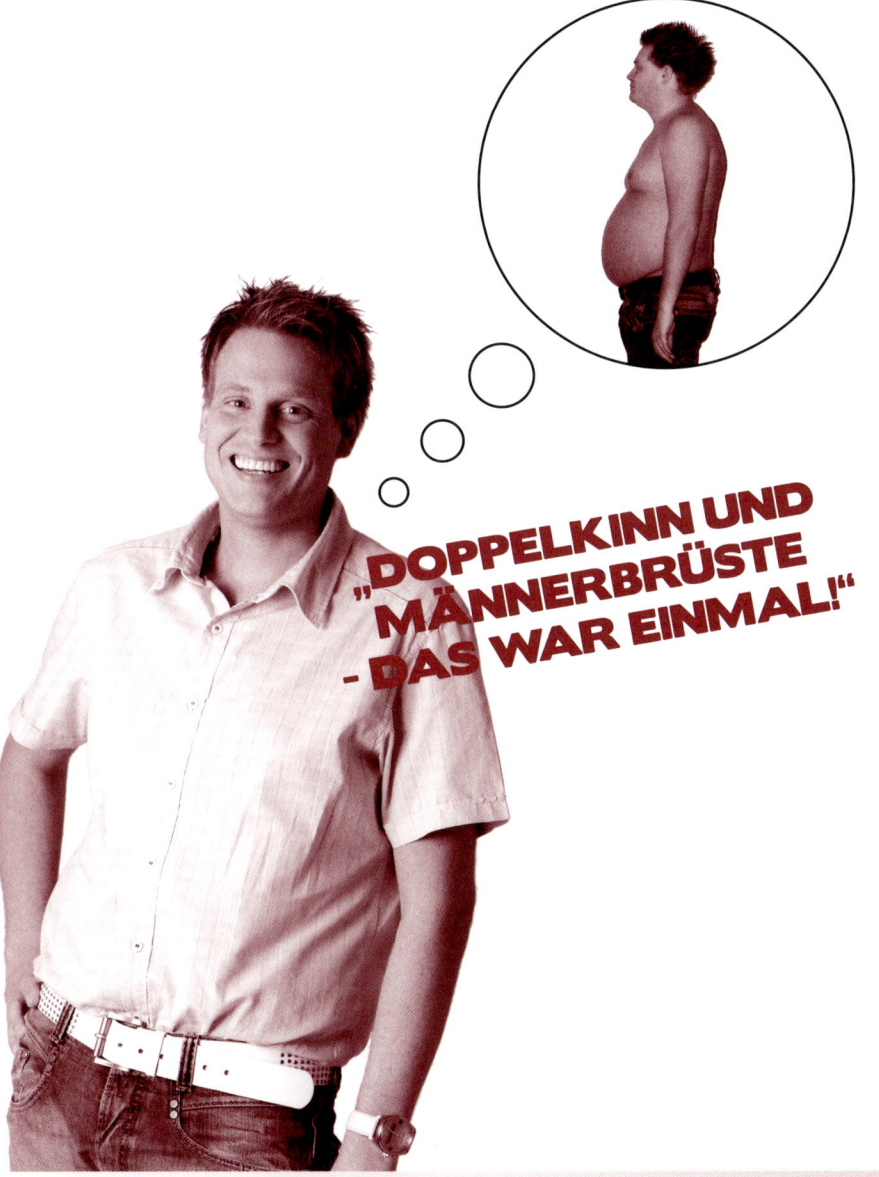

„DOPPELKINN UND MÄNNERBRÜSTE - DAS WAR EINMAL!"

3.1 Der Tag davor

Silvester 2006 war mein letzter Tag vor der Burger-Diät. Den Abend haben meine Freundin und ich relativ ruhig zu Hause verbracht. Es gab Raclette und einen süffigen Weißwein. Ich habe meine Henkersmahlzeit sehr genossen.

Bis auf eine Sache war es wie vor jedem Diätversuch. Ich hatte nicht das Gefühl, nochmal besonders reinhauen zu müssen. Ich konnte den Ausblick auf die nächsten Tage total genießen. Denn es würde ja jeden Tag nichts weniger als mein Lieblingsessen auf dem Speiseplan stehen.

3.2 Tag 1

Heute geht's also los.

Ich habe große Zweifel, wohin mich diese Diät in den nächsten Monaten führen wird. Aber ich bin mir total sicher, dass ich endlich mein Wunschgewicht erreichen möchte. Seit über zehn Jahren leide ich an Übergewicht. Irgendwann muss doch damit auch mal Schluss sein. Zum Glück leide ich noch nicht an körperlichen Einschränkungen (zumindest glaube ich das).

Ich habe unzählige Diäten probiert und keine durchgehalten. Nun möchte ich mit dieser Diät meinen eigenen Ansatz probieren. Ich habe bei jeder Diät bislang das Gefühl gehabt, dass ich auf ganz viel Lebensqualität verzichten muss. Vom jetzigen Gefühl wird es mir bei dieser Variante anders ergehen.

Es ist schon komisch, dass ich zwei Hamburger und einen Big Mac® gegessen habe und das Ganze ein Kaloriendefizit von über 1000 kcal bedeutet. Getrunken habe ich heute 0,6 l Cola light und 1,0 l Wasser. Auf die Flüssigkeitsaufnahme werde ich die nächsten Wochen genau achten müssen. Ich neige prinzipiell schon zum „Wenigtrinker". Daraus ergibt sich somit eine Tageskalorienzahl von 1021 kcal.

DIE BURGER-DIÄT — DER WEG - TEIL 1

3.3 Die erste Woche

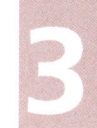

Tag	Was habe ich gegessen/getrunken	kcal	Sport	Bemerkung	Gewicht
01. Januar 2007 Montag, Tag 1	2 Hamburger und einen Big Mac®, 1,6 l kalorienfreie Getränke	1021 kcal	26 Min. Spinning	Ich habe heute großen Heißhunger auf Süßigkeiten.	120,2 kg
02. Januar 2007 Dienstag, Tag 2	Chickenburger, Hamburger, Apfeltasche, 2 McSundae®-Eistüten, 2,4 l kalorienfreie Getränke	1029 kcal		Beim Spinning gingen mir dann die früheren Diäten durch den Kopf. Diesmal will ich es aber schaffen.	119,3 kg
03. Januar 2007 Mittwoch, Tag 3	2 Chickenburger, Filet-o-Fish®, Gartensalat mit Balsamico-Dressing, McSundae®-Eistüte, 2,2 l kalorienfreie Getränke	1131 kcal	25 Min. Jogging	Ich fühle mich ein wenig schlapper als sonst.	118,2 kg
04. Januar 2007 Donnerstag, Tag 4	McRib®-Spar-Menü mit Pommes, McFlurry® Milka Kirsch, Fruchttüte, 2,8 l kalorienfreie Getränke	1165 kcal	600 m Schwimmen	Heute fühle ich mich schon besser als gestern. Jedoch ist das Hungergefühl stark ausgeprägt.	118,0 kg
05. Januar 2007 Freitag, Tag 5	McRib®-Spar-Menü mit Pommes, Fruchttüte, McSundae®-Eistüte, 2,3 l kalorienfreie Getränke	977 kcal	31 Min. Spinning	Ein ganz normales McRib®-Spar-Menü gibt mir von der Psyche her eine volle Befriedigung.	117,6 kg
06. Januar 2007 Samstag, Tag 6	McRib®-Spar-Menü mit Pommes, McFlurry® Milka Kirsch, 2,8 l kalorienfreie Getränke	1117 kcal	700 m Schwimmen	Hunger ist immer noch ziemlich stark.	117,0 kg
07. Januar 2007 Sonntag, Tag 7	McRib®-Maxi-Menü mit Gartensalat und Balsamico-Dressing, Gartensalat mit Balsamico-Dressing, 2,7 l kalorienfreie Getränke	531 kcal	30 Min. Jogging		116,6 kg

Zeitraum	Gesamtkcal. 1. Woche	Tagesdurchschnittskcal. 1. Woche	Tagesdurchschnittskcal. seit dem 1. Januar
1. Woche	6971 kcal	995 kcal	995 kcal

3.4 Kopfschmerzen, Muskelkater, Zweifel & Co

Von früheren Diäten wusste ich, dass ich in den ersten zehn Tagen mit leichten, aber fast permanenten Kopfschmerzen zu rechnen hatte. Mein Arzt hat das immer mit dem Zuckerentzug erklärt, den man beim Kaloriendefizit in der Regel bekommt und auf den jeder Mensch anders reagiert. (Am stärksten hatte ich das auch immer bei Atkins, wo die Reduktion der Kohlehydrate ja auch am heftigsten ist). Diese Kopfschmerzen ließen auch bei der Burger-Diät in den ersten Tagen nicht lange auf sich warten. Bereits am zweiten Tag hatte ich das Gefühl, dass ich eine Axt im Schädel mit mir herumtrage. Natürlich war ich irgendwie darauf gefasst und hatte es mehr oder weniger erwartet. Aber insgeheim hatte ich ein wenig gehofft, dass es vielleicht diesmal anders sein könnte. Aber Pustekuchen. Da kommen dann schon die ersten Zweifel in einem hoch. Mir fallen dann immer direkt unzählige Gründe ein, weshalb ich ja auch immer noch den einen oder anderen Tag mit der Diät aussetzen könnte. „Ich könnte doch auch einfach am 15. des Monats erneut starten. Schließlich könnte ich mich doch auch dann noch einige Tage ausgiebig und intensiv belohnen und dann starten. Es muss ja nicht der 1. Januar sein ..." usw. usw. Was für ein Quatsch!

„Die übliche Lügenmaschine mir selbst gegenüber war direkt wieder in vollem Gange."

Auch das kannte ich schon. Ich hatte mich in den letzten Jahren quasi selber zum „Meister der Aufschieberitis" ausgebildet. Das kann ich wirklich besonders gut, und nicht nur beim Abnehmen! Die Reihenfolge ist dabei immer gleich: Erst der gute Vorsatz, dann die Selbstlüge und Aufschieberei, und dann die Resignation, weil man mal wieder versagt hat.

Am besten fühle ich mich, wenn ich meine Aufgaben zeitnah erledige und meinen Kopf nicht mit nervenden Notwendigkeiten belasten muss. Logisch ist das Verhalten ganz sicher nicht. Mir fällt es am einfachsten, wenn eine andere Person die Kontrollhebel übernimmt, dann bekomme ich solche Dinge schnell in den Griff. Jedoch bei meiner Ernährungsproblematik hat das nie geklappt.

Zu diesem Problem habe ich bislang auch noch in keinem Diätbuch einen Ansatz finden können. Primär geht's da immer nur um einen vollen Magen und das damit befriedigte Hungergefühl. Aber ich sollte es diesmal in den Griff bekommen, und zwar ganz von alleine.

Am siebten Tag hatte ich die Kopfschmerzen nach erfolgreichem Ignorieren hinter mir gelassen. Sie denken, das war's dann mit den Zweifeln? Weit gefehlt ...

> „Ich war solch ein Profi in diesem Teufelskreis der Selbstlügen und Zweifel, dass mein innerer Schweinehund jetzt erst so richtig loslegte."

Als nächstes war der Muskelkater natürlich ein guter Grund, sich einzureden, dass man das mit dem Sport nicht schaffen würde. „Du kannst ja kaum noch laufen nach dieser Einheit Sport, du solltest vielleicht besser abbrechen", flüsterte mir mein innerer Schweinehund ins Ohr. Aber damit nicht genug. Die Jammerei über den Muskelkater wurde abwechselnd abgelöst von anderen Zweifeln, die ich vor einer Woche noch völlig im Griff hatte: Die gesundheitlichen Fragen („Das kann doch nur ungesund sein, Maik! Brich ab.") wurden plötzlich wieder lauter. „Supersize Me" wurde mit einem Mal doch wieder zu einem warnenden Beispiel, obwohl ich es eigentlich besser wusste. Die Angst zu scheitern wurde wieder stärker und hinterließ bei mir rund um die Uhr einen permanenten Kloß im Hals und einen Klotz am Bein. Was, wenn es nachher sogar schlimmer aussieht als vorher? Was, wenn die Haut mit einem Mal hängt und sich nicht gut zurückbildet? Eigentlich bin ich doch bisher auch so gut klargekommen, oder? Und so extrem krank bin ich doch noch gar nicht. Wieso tu ich mir diese Qual an?

Diese Fragen und Zweifel waren altbekannt. Schon fast wie ein Ritual. Manchmal kamen sie nach fünf Tagen Diät, manchmal in der zweiten Woche. 3,5 Wochen konsequente Diät waren bisher mein persönlicher Rekord. Danach hatte ich immer dem Schweinehund nachgegeben, hatte die Diät abgebrochen und mich klammheimlich zur nächsten Dönerbude, zu McDonald's oder zu Margot's Grillstube gestohlen, um meinem Laster nachzugeben.

Aber ich wollte dieses Mal nicht wieder versagen! Ich brauchte etwas, an dem ich mich festhalten konnte; etwas, das mir Mut machen würde und worauf ich mich freuen konnte. Und Sie werden vielleicht schmunzeln, wenn ich Ihnen sage, was es war, das all diese Zweifel zerstören konnte: mein McRib®! Ich liebe diesen Burger über alles! (Und ich betone hier an dieser Stelle noch einmal, dass ich damit keine Schleichwerbung für das große M machen möchte, es ist nun mal mein Lieblingsessen, was soll ich machen …?)

Und plötzlich war ich zum ersten Mal in meiner Diätkarriere in der Lage, dem inneren Schweinehund ernsthaft Paroli zu bieten. Der Gedanke daran, dass ich am nächsten Tag mein Lieblingsessen schlemmen würde, hat sämtliche Zweifel verdrängt, denn ich konnte mich auf etwas freuen. Vor mir lag nicht ein Weg von Entbehrungen (die ich als Strafe empfinde) sondern ein Weg von Belohnungen. Das war neu für mich, und offensichtlich auch für meinen Schweinehund.

DIE BURGER-DIÄT DER WEG - TEIL 1

3.5 Woche 2 und 3

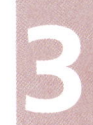

Tag	Was habe ich gegessen/getrunken	kcal	Sport	Bemerkung	Gewicht
08. Januar 2007 Montag, Tag 8	McRib® mit Pommes (klein), McRib®, 2,8 l kalorienfreie Getränke	1204 kcal	35 Min. Spinning mit 5 Intervallen	Mein Gemütszustand ist sehr gut. Es gibt da nur einen gewissen „Futterneid".	116,6 kg
09. Januar 2007 Dienstag, Tag 9	McKäs, Filet-o-Fish®, 2,5 l kalorienfreie Getränke	950 kcal	35 Min. Jogging mit zwei kurzen, aber intensiven Intervallen	Da mir das Ganze nicht schnell genug geht, habe ich große Zweifel.	116,5 kg
10. Januar 2007 Mittwoch, Tag 10	McRib®, McChicken®, 3,0 l kalorienfreie Getränke	939 kcal	800 m Schwimmen	Das Hungergefühl ist immer noch stark ausgeprägt. Auf einer Feier musste ich mich mehrfach rechtfertigen, warum ich nichts esse.	116,3 kg
11. Januar 2007 Donnerstag, Tag 11	2 Big Mac®, McFlurry® Milka Kirsch, 2,8 l kalorienfreie Getränke	1305 kcal	40 Min. Spinning	Ich bin gespannt, wann der erste sieht, dass ich abgenommen habe.	115,4 kg
12. Januar 2007 Freitag, Tag 12	Big-Mac®-Maxi-Menü mit Gartensalat und Balsamico-Dressing, Big Mac®, Fisch-McNuggets	1195 kcal	40 Min. Jogging	An meinen Hemden spüre ich zum ersten Mal, dass sie lockerer sitzen.	115,0 kg
13. Januar 2007 Samstag, Tag 13	McRib®-Maxi-Menü mit Pommes und Ketchup, 3,0 l kalorienfreie Getränke	976 kcal	45 Min. Spinning, 25 Minuten mit erhöhter Intensität	Mein Biorhythmus scheint sich positiv zu verändern. Keine Durchhänger mehr.	114,4 kg
14. Januar 2007 Sonntag, Tag 14	McRib®-Spar-Menü mit Pommes und Ketchup, Filet-o-Fish®, 2,1 l kalorienfreie Getränke	1200 kcal		Mein Fazit nach zwei Wochen: Einfach lecker! Hunger wird weniger.	114,3 kg

Zeitraum	Gesamtkcal. 2. Woche	Tagesdurchschnittskcal. 2. Woche	Tagesdurchschnittskcal. seit dem 1. Januar
2. Woche	7769 kcal	1109 kcal	1052 kcal

DER WEG - TEIL 1 — DIE BURGER-DIÄT

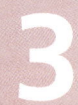

Tag	Was habe ich gegessen/getrunken	kcal	Sport	Bemerkung	Gewicht
15. Januar 2007 Montag, Tag 15	McRib®-Spar-Menü mit Pommes und Ketchup, Hamburger, Schmankerl-Salat mit Hüttendressing, 2,4 l kalorienfreie Getränke	1325 kcal	90 Min. Walking	Was für eine Hüttengaudi! Ich liebe die neuen McDonald's-Aktionsburger.	114,3 kg
16. Januar 2007 Dienstag, Tag 16	Big Mac®, McRib®, 2,4 l Wasser McRib®-Spar-Menü mit Pommes und Ketchup, Chickenburger, 2,4 l kalorienfreie Getränke	988 kcal	Heute musste der Sport leider ausfallen. Letztlich aber nur eine Ausrede.	Der Stillstand auf der Waage macht mir aktuell nichts aus.	114,4 kg
17. Januar 2007 Mittwoch, Tag 17	Crispy Chicken-Caesar-Salat mit Caesar-Dressing, McRib®, McSundae®-Eistüte, 2 l kalorienfreie Getränke	1154 kcal	50 Min. Spinning	Ich fühle mich sehr gut.	114,3 kg
18. Januar 2007 Donnerstag, Tag 18	McRib®-Spar-Menü mit Pommes, Gartensalat mit Caesar-Dressing, 2,4 l kalorienfreie Getränke	948 kcal	Ich bin erkältet.	Ich habe das Gefühl, dass ich eine Erkältung bekomme.	113,9 kg
19. Januar 2007 Freitag, Tag 19	McRib®-Spar-Menü mit Pommes, Gartensalat mit Caesar-Dressing, 2,4 l kalorienfreie Getränke	884 kcal	Ich bin erkältet.	Die Erkältung schlägt mir ein wenig aufs Gemüt. Leider muss ich mich nun mit dem Sport zurückhalten.	113,6 kg
20. Januar 2007 Samstag, Tag 20	McRib®-Maxi-Menü mit Gartensalat und Caesar-Dressing, McRib®, McSundae®-Eistüte, 2 l kalorienfreie Getränke	1147 kcal	Ich bin erkältet.	Ich bin mir sicher, dass ich diese Diät bis zum Ziel durchhalte!	113,2 kg
21. Januar 2007 Sonntag, Tag 21	McRib®-Spar-Menü mit Pommes, McRib®, 2,4 l kalorienfreie Getränke	1303 kcal	Ich bin erkältet.	Das Hungergefühl ist quasi vollständig verschwunden. Ich komme mit der Menge super klar.	112,8 kg

Zeitraum	Gesamtkcal. 3. Woche	Tagesdurchschnittskcal. 3. Woche	Tagesdurchschnittskcal. seit dem 1. Januar
3. Woche	7749 kcal	1107 kcal	1070 kcal

3.6 Tag 20

Ganz genau 7 kg habe ich bereits abgenommen. Aufgrund einer Erkältung kann ich mich aktuell leider nicht sportlich betätigen. Aber die Gesundheit geht da einfach vor.

Das Hungergefühl der ersten Tage ist verschwunden. Die Diät ist für mich wirklich sehr einfach umzusetzen. Ich muss mich nämlich immer nur maximal 24 Stunden am Stück im Griff haben bzw. kontrollieren. Spätestens nach dieser Zeit kann ich wieder ein für mich so psychologisch erfüllendes Mahl genießen. Für mich war bzw. ist das Hungergefühl beim Durchhalten einer Diät nie das Problem gewesen. Es war immer nur der psychologische Verzicht an persönlich erfüllender Nahrung. Und genau dieses Gefühl kann ich bei dieser Diät täglich befriedigen.

Heute habe ich ein McRib®-Maxi-Menü mit einem Gartensalat und Caesar-Dressing zum Mittag gegessen. Ich mag das Caesar-Dressing persönlich deutlich lieber als das Balsamico-Dressing. Gegen Abend habe ich dann noch einen einzelnen McRib® und eine McSundae®-Eistüte gegessen. Getrunken habe ich heute 0,8 l Cola light und 1,2 l Wasser. Daraus ergibt sich somit eine Tageskalorienzahl von 1147 kcal.

3.7 Erste Veränderungen

Besonders in der Anfangsphase habe ich jede körperliche Veränderung versucht genau zu beobachten. Schließlich waren die Zweifel (und auch die Zweifler von außen) noch sehr stark, wie sich diese Ernährung auswirken würde.

> „In den ersten Wochen der Burger-Diät haben sich drei gesundheitliche Dinge verändert."

Zum einen war da mein jahrelanger Bluthochdruck. Ich hatte bereits diverse Medikamente dagegen bekommen, aber er blieb immer sehr hoch. Die Ärzte hatten mir in dem Zusammenhang stets meine Fettleibigkeit als mitverantwortlich genannt.

Bereits nach drei Wochen Burger-Diät hatte sich mein Blutdruck normalisiert und ist bis heute konstant im Normalbereich.

Die zweite Veränderung war mein Schnarchen. Ich hatte zwar nie wirklich stark geschnarcht, aber meine Freundin ist durchschnittlich einmal pro Woche davon aufgewacht. Nach ca. sechs Wochen war es mit einem Mal komplett verschwunden. Da hatte ich ca. 15 kg weniger drauf.

Die dritte und auch spürbarste Veränderung war das Schlafen an sich. Dadurch, dass ich so spät nichts mehr und überhaupt den Tag über so wenig gegessen habe, konnte ich wesentlich besser schlafen. Ich habe deutlich gemerkt, dass ich schneller eingeschlafen bin, einen viel ruhigeren und tieferen Schlaf hatte und fühlte mich dementsprechend am nächsten Tag fitter und ausgeruhter. Ziemlich genau 15 Jahre lang habe ich versucht, morgens den Wecker zu ignorieren. Heute bin ich regelmäßig vor dem Wecker wach und stehe direkt und gut gelaunt auf. (Das klingt jetzt vielleicht ein wenig nach den Tschacka-Motivationen aus einigen anderen Diätbüchern. Ich habe selber jedes Mal die Augen verdreht, wenn ich das gelesen habe. Aber ich kann es jetzt zum ersten Mal auch von mir erzählen.) Und man glaubt gar nicht, welche Veränderungen guter Schlaf für jeden Tag mit sich bringt.

DIE BURGER-DIÄT — DER WEG - TEIL 1

3.8 Woche 4 und 5

Tag	Was habe ich gegessen/getrunken	kcal	Sport	Bemerkung	Gewicht
22. Januar 2007 Montag, Tag 22	McRib®-Maxi-Menü mit Gartensalat und Caesar-Dressing, Big Mac®, 2,0 l kalorienfreie Getränke	1054 kcal	Noch erkältet	Heute habe ich Heißhunger auf Chips und Schnitzel. Leider kommt zur Erkältung nun auch noch Husten.	112,7 kg
23. Januar 2007 Dienstag, Tag 23	McRib®-Spar-Menü mit Pommes, McRib® und 2,0 l kalorienfreie Getränke	1303 kcal	Noch erkältet	Ich empfinde die Tatsache, dass ich bei McDo. essen darf, heute mal wieder als echte Lebensqualität.	112,1 kg
24. Januar 2007 Mittwoch, Tag 24	McRib®-Maxi-Menü mit Gartensalat und Caesar-Dressing, McRib®, 2,2 l kalorienfreie Getränke	1369 kcal	Noch erkältet	Hoffentlich ist der Husten bald weg. Helge Schneiders „Käsebrotsong" weckt in mir ungeahnte Sehnsüchte.	112,1 kg
25. Januar 2007 Donnerstag, Tag 25	McRib®-Spar-Menü mit Pommes, McRib® und 2,8 l kalorienfreie Getränke	1303 kcal	Noch erkältet	Der Husten ist stärker geworden. Bislang wäre ich an dieser Stelle immer gescheitert. Ich bestell mir einfach ein geiles Burger-Menü.	111,8 kg
26. Januar 2007 Freitag, Tag 26	McChicken®-Spar-Menü mit Pommes, McChicken® und 2,6 l kalorienfreie Getränke	1241 kcal	Noch erkältet	Mein Hungergefühl ist max. noch 20 % vom Ursprungsgefühl. Hunger ist für mich keine Hürde bei dieser Diät.	111,4 kg
27. Januar 2007 Samstag, Tag 27	Hamburger-Royal-TS®-Spar-Menü mit Pommes, Hamburger Royal TS®, 2,1 l kalorienfreie Getränke	1465 kcal	Noch erkältet	Die Erkältung nervt!	111,7 kg
28. Januar 2007 Sonntag, Tag 28	McRib®-Spar-Menü mit Pommes, Big Mac® und 2,6 l kalorienfreie Getränke	1321 kcal	Noch erkältet	Vier Wochen sind rum. An der Ernährung nervt mich nichts. Ich liebe es!	111,2 kg

Zeitraum	Gesamtkcal. 4. Woche	Tagesdurchschnittskcal. 4. Woche	Tagesdurchschnittskcal. seit dem 1. Januar
4. Woche	9056 kcal	1293 kcal	1126 kcal

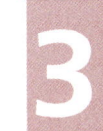

DER WEG - TEIL 1 — DIE BURGER-DIÄT

3

Tag	Was habe ich gegessen/getrunken	kcal	Sport	Bemerkung	Gewicht
29. Januar 2007 Montag, Tag 29	McRib®-Spar-Menü mit Pommes und Ketchup, 2,2 l kalorienfreie Getränke	841 kcal	Die Erkältung ist immer noch zu spüren.	Heute haben mich die ersten Leute gefragt, womit ich abgenommen habe. Das ist wirklich motivierend.	111,1 kg
30. Januar 2007 Dienstag, Tag 30	McRib®, Crispy Chicken-Caesar-Salat mit Croutons und Caesar-Dressing, 2 l Wasser	899 kcal	Die Erkältung ist immer noch zu spüren.	Es ist schon komisch, wenn man die Kollegen in der Mittagspause in der Kantine gehen sieht.	110,6 kg
31. Januar 2007 Mittwoch, Tag 31	McRib®, Crispy Chicken-Caesar-Salat mit Croutons und Caesar-Dressing, 2,2 l kalorienfreie Getränke	899 kcal	Ab morgen geht's wieder los.	Heute habe ich von 1 bis 2 kg Pfannengyros geträumt ... Was ist das denn?	109,9 kg
01. Februar 2007 Donnerstag, Tag 32	McRib®-Spar-Menü mit Pommes und 2,6 l kalorienfreie Getränke	818 kcal	30 Min. Spinning, um langsam einen Anfang zu machen	Es ist schon irre, ich sitze bei McDonald's, esse Burger und weiß, dass ich morgen wieder abgenommen habe.	110,1 kg
02. Februar 2007 Freitag, Tag 33	McRib®-Spar-Menü mit Pommes und Ketchup, Gartensalat mit Caesar-Dressing, Vanille-Schoko-Gipfel, 1,6 l kalorienfreie Getränke	1282 kcal	Heute habe ich mich zeitlich verhaspelt. Was anderes fällt mir zum Selbstschutz nicht ein.	Der Zuspruch wird immer intensiver. Jedoch auch die Neider, die hier und da komische Bemerkungen machen.	109,8 kg
03. Februar 2007 Samstag, Tag 34	McRib®-Spar-Menü mit Pommes und Ketchup, Filet-o-Fish®, 3,6 l kalorienfreie Getränke	1190 kcal	30 Minuten Spinning mit einem kleinen Intervall	Ich schaue auf die Waage und träume schon von der 100-kg-Marke.	109,1 kg
04. Februar 2007 Sonntag, Tag 35	Big Tasty, Grilled Chicken-Caesar Salat mit Croutons u. Caesar-Dressing, 1,5 l kalorienf. Getränke	1180 kcal			109,5 kg

Zeitraum	Gesamtkcal. 5. Woche	Tagesdurchschnittskcal. 5. Woche	Tagesdurchschnittskcal. seit dem 1. Januar
5. Woche	7109 kcal	1015 kcal	1104 kcal

3.9 Tag 33

Ich habe mittlerweile 10,4 kg abgenommen und fühle mich nach der intensiven Erkältung wieder sehr gut. Beim Sport habe ich mir heute viel vorgenommen, aber letztlich nichts geschafft. Zeitlich hat es einfach nicht geklappt bzw. eine bessere Selbstlüge fällt mir nicht ein. Aber richtig ärgern kann ich mich darüber auch nicht. Letztendlich bin ich ja zu 100 % für mich selbst verantwortlich.

Heute Abend waren wir dann im Kino und ich hatte zum ersten Mal seit langer Zeit beim Knabbern und Rumschlickern keinen Futterneid. Normalerweise hätte ich mir nämlich zu einem spannenden Film mindestens eine große Tüte Popcorn und ein paar Gummibärchen genehmigt. In der Situation habe ich diesmal jedoch mit großer Vorfreude an den morgigen McRib® mit Pommes gedacht. Das fühlt sich einfach nur gut an, zumal mich meine Freundin vor dem Film auch gefragt hat, ob sie Popcorn essen dürfe.

Heute habe ich ein McRib®-Spar-Menü mit Pommes und Ketchup zum Mittag genossen. Abends gab es dann für mich einen Gartensalat mit Caesar-Dressing und als Nachtisch einen leckeren Vanille-Schoko-Gipfel. Heute habe ich 0,4 l Cola light und 1,2 l Wasser getrunken. Das ergibt damit eine Tageskalorienzahl von 1282 kcal.

3.10 Gruppenzwang

In den vergangenen Monaten ist mir noch nie so stark vor Augen geführt worden, wie sehr die Gesellschaft Gruppenzwänge vorgibt. Nur wirklich starke Charaktere unterliegen nicht diesen versteckten Fesseln. Da steht man z. B. auf einer Party an einem Stehtisch und unterhält sich mit Freunden und Bekannten über dieses und jenes. Sobald die Meute dann erkennt, dass man „nur" ein Wasser oder eine Coca-Cola light® trinkt, geht das Sticheln konsequent los. Da wird man durchgängig zum Alkohol animiert, verhöhnt und nicht selten sogar zum Lacher des Abends, nur weil man nicht mal etwas von den Schnittchen nimmt, die um Mitternacht gereicht werden.

Aber warum verhalten sich einige Leute so? Können sie es nicht ertragen, dass man zu diesem Zeitpunkt konsequenter ist als sie selbst? Haben sie Angst davor, bald dicker zu sein als ich?

Und wenn dann einer das ausspricht, was scheinbar den beteiligten Leuten schon seit Minuten im Kopf rumgeistert, dann bildet sich sofort eine Allianz gegen den angeblichen „Partymuffel". Natürlich war das nicht bei jeder Party und auch nicht bei allen Leuten so. Aber auf der Party, an die ich gerade denke, stand mir mit einem Mal eine richtig angriffslustige Gruppe gegenüber, die einfach nur versucht hat, mich zu verletzen und sich somit selbst abzufeiern.

Kennen Sie diese Situation? Als Dicker ist man leider nur allzu gut vertraut damit, in einer Ecke zu stehen und sich Anfeindungen gegenüberzusehen. Hier wird gespottet, da wird gelästert. Sollte man nicht eigentlich erwarten, dass die Mitmenschen einen motivieren oder unterstützen, wenn man sich so etwas Schwieriges vorgenommen hat, wie 35 kg abzunehmen? Aber da offenbart sich mal wieder die Schwäche vieler Menschen: Man muss andere erst heruntermachen, um sich selber nicht ganz so schlecht zu fühlen.

Wenn Sie diese Situation nicht so gut kennen wie ich, dann lassen Sie sich gesagt sein:

„JEDE Stichelei hinterlässt seine Narben."

Besonders bei einem dicken Menschen. Wenn Sie selber in eine solche Situation kommen, unterstützen Sie diesen Menschen bitte, denn es ist nicht nur eine Überwindung des Hungers, die hier die Schwierigkeit darstellt. Die größere Hürde ist definitiv auf psychischer Ebene. Und die wird auf solchen Partys schier unüberwindlich, wenn man auch noch ständig in Selbstzweifeln und Versagerängsten schwimmt.

An diesem besagten Abend haben wirklich unzählige Leute versucht, mich zum Essen und zum Trinken zu verführen. Ich konnte diese Situationen für mich nur so gut überstehen und ertragen, weil ich zu jedem Zeitpunkt wusste, dass sie diese Dinge nur aus purem Neid über meine Konsequenz und ihre eigene Inkonsequenz sagen. Ich habe vor Kurzem einige von diesen Partygängern wiedergetroffen, und sie haben mich kaum wiedererkannt. Einige von ihnen habe ich gewichtsmäßig überholt, soll heißen: Jetzt sind sie dicker als ich! Aber ich werde sie dafür nicht ärgern oder hänseln, sondern sie darin bestärken, auch ihren eigenen Weg zu finden. Denn ich weiß, wie schlimm sich dieser Gruppenzwang anfühlt.

Diese Party war auf jeden Fall eine extreme Situation. Aber gesellschaftliche Anlässe sind immer schwierig, wenn man ein Laster bekämpfen will, das wird auch jeder Ex-Raucher beurteilen können.

DER WEG - TEIL 1 — DIE BURGER-DIÄT

3.11 Woche 6 bis 8

Tag	Was habe ich gegessen/getrunken	kcal	Sport	Bemerkung	Gewicht
05. Februar 2007 Montag, Tag 36	McRib®-Maxi-Menü mit Pommes und einem Gartensalat mt Caesar-Dressing, 2,5 l kalorienfreie Getränke	1015 kcal	60 Min. Jogging im Wald mit kurzen Tempoverschärfungen	Ich fühle mich sehr gut. Besonders die Steigerung beim Sport motiviert mich.	108,9 kg
06. Februar 2007 Dienstag, Tag 37	McRib®-Maxi-Menü mit einem Gartensalat, Caesar-Dressing und ein Filet-o-Fish®, 2,5 l kalorienfreie Getränke	895 kcal	30 Min. Spinning	Ich liebe den McRib®!	108,4 kg
07. Februar 2007 Mittwoch, Tag 38	Big-Tasty-Maxi-Menü mit Pommes und Ketchup, 2,5 l kalorienfreie Getränke	1360 kcal	30 Min. Jogging	Der Rückschritt beim Gewicht nervt ein wenig. Ansonsten geht's mir super!	108,9 kg
08. Februar 2007 Donnerstag, Tag 39	Big-Tasty-Maxi-Menü mit Curly Fries und Ketchup, Best-Pork-Maxi-Menü mit Pommes, McFurry® mit Smarties, 2,5 l kalorienfreie Getränke	2563 kcal	30 Min. Spinning mit leicht gesteigerter Intensität	Heute bin ich mal wieder mein eigenes Opfer geworden: Ich habe voll reingehauen und ärgere mich sehr.	108,9 kg
09. Februar 2007 Freitag, Tag 40	McRib®, Nizza-Salat mit Caesar-Dressing und 2,8 l kalorienfreie Getränke	695 kcal	30 Min. Jogging mit mehreren Intervallen	Mich frustriert immer noch die Inkonsequenz des gestrigen Tages.	109,4 kg
10. Februar 2007 Samstag, Tag 41	Big-Tasty-Maxi-Menü mit Pommes und Ketchup, Filet-o-Fish®, McRib® und 3 l kalorienfreie Getränke	2190 kcal		Wieder ein Fehltritt! Dennoch überwiegt die Freude auf die nächsten Wochen.	109,4 kg
11. Februar 2007 Sonntag, Tag 42	Geburtstagsmenü: Salat mit Trüffeldressing, Medaillons mit Kartoffelgratin und ein süßer Ausklang, 1,9 l kalorienfreie Getränke	ca. 1200 kcal		Heute gab es für mich eine gesellschaftliche Verpflichtung, weshalb ich von Mc Do. abweiche.	108,8 kg

Zeitraum	Gesamtkcal. 6. Woche	Tagesdurchschnittskcal. 6. Woche	Tagesdurchschnittskcal. seit dem 1. Januar
6. Woche	9918 kcal	1416 kcal	1156 kcal

DIE BURGER-DIÄT — DER WEG - TEIL 1

Tag	Was habe ich gegessen/getrunken	kcal	Sport	Bemerkung	Gewicht
12. Februar 2007 Montag, Tag 43	McRib®-Maxi-Menü mit Pommes, Big-Tasty-Maxi-Menu mit Curly Fries, McFlurry® mit Smarties, 1,7 l kalorienfreie Getränke	2553 kcal		Irgendwie habe ich das Gefühl, dass ich im alten Essrhythmus bin. Ich fühle mich müde nach dem Essen.	109,4 kg
13. Februar 2007 Dienstag, Tag 44	Crispy Chicken-Caesar-Salat mit Croutons und Caesar-Dressing, 2,2 l kalorienfreie Getränke	420 kcal	45 Min. Walking	Wenig Kalorien, wenig Belastung für die Verdauung und mir geht's sofort wieder besser.	109,4 kg
14. Februar 2007 Mittwoch, Tag 45	Crispy Chicken-Caesar–Salat mit Croutons und Caesar-Dressing, 2,2 l kalorienfreie Getränke	420 kcal	30 Min. Spinning mit kurzen Intervallen	Ein neuer Tiefstand ist wirklich Balsam für die angeschlagene Motivation.	107,9 kg
15. Februar 2007 Donnerstag, Tag 46	Hamburger, Crispy Chicken-Caesar-Salat mit Croutons und Caesar-Dressing, 2,2 l kalorienfreie Getränke	655 kcal	40 Min. Spinning	Und gleich wieder ein großer Sprung auf der Waage. Ich fühle mich jetzt wieder voll motiviert.	106,7 kg
16. Februar 2007 Freitag, Tag 47	Chicken-Mythic-Spar-Menü mit Pommes und Ketchup, McFlurry® Milka Kirsch, 2,4 l kalorienfreie Getränke	695 kcal		Heute wurde ich wieder mehrfach positiv auf die Gewichtsreduktion angesprochen.	106,3 kg
17. Februar 2007 Samstag, Tag 48	Big-Tasty-Spar-Menü mit Pommes und doppelt Ketchup, 1,6 l kalorienfreie Getränke	1250 kcal		Heute spüre ich, dass der Gürtel deutlich lockerer sitzt. Ich könnte Freudensprünge machen.	106,3 kg
18. Februar 2007 Sonntag, Tag 49	Crispy Chicken-Caesar-Salat mit Croutons und Caesar-Dressing, 2,1 l kalorienfreie Getränke	420 kcal		Heute habe ich zum ersten Mal eine Hose an, die seit vier Jahren im Schrank hängt und nie passte.	106,1 kg

Zeitraum	Gesamtkcal. 7. Woche	Tagesdurchschnittskcal. 7. Woche	Tagesdurchschnittskcal. seit dem 1. Januar
7. Woche	6413 kcal	916 kcal	1122 kcal

DER WEG - TEIL 1 — DIE BURGER-DIÄT

Tag	Was habe ich gegessen/getrunken	kcal	Sport	Bemerkung	Gewicht
19. Februar 2007 Montag, Tag 50	McRib®-Spar-Menü mit Pommes und Ketchup, McRib®, 2,4 l kalorienfreie Getränke	1340 kcal	40 Min. Waldlauf	Aktuell spüre ich deutliche Veränderungen an meinem Körper. That's it!	106,4 kg
20. Februar 2007 Dienstag, Tag 51	Cheeseburger, Hamburger, Crispy Chicken-Caesar-Salat mit Croutons und Caesar-Dressing, 2,4 l kalorienfreie Getränke	975 kcal	Die Erkältung ist wieder ein wenig da, deshalb schone ich mich.	Die Erkältung ist die logische Konsequenz, nachdem ich gestern total auskühlen ließ. Selbst schuld!	105,8 kg
21. Februar 2007 Mittwoch, Tag 52	Chickenburger und Hamburger	650 kcal	Die Erkältung ist noch zu spüren.	Ich freue mich wie am ersten Tag über Burger, Pommes und Co.	105,8 kg
22. Februar 2007 Donnerstag, Tag 53	McDeLachs-Spar-Menü mit Pommes, 2,1 l kalorienfreie Getränke	725 kcal	Die Erkältung ist noch zu spüren.	Neue Klamotten müssen her. Es ist deutlich einfacher, passende Sachen zu finden.	105,1 kg
23. Februar 2007 Freitag, Tag 54	McRib®-Maxi-Menü mit Pommes, McDeLachs, 2,4 l kalorienfreie Getränke	1335 kcal	Die Erkältung ist noch zu spüren.	Noch 2 kg, dann habe ich schon Halbzeit!	104,2 kg
24. Februar 2007 Samstag, Tag 55	Big-Tasty-Maxi-Menü mit Pommes, Big-Tasty-Maxi-Menü mit Pommes, McDeLachs und 3,0 l kalorienfreie Getränke	3065 kcal	Die Erkältung ist weg. Jetzt noch zwei Tage Ruhepause.	Heute war mir alles egal und ich habe es genossen.	104,4 kg
25. Februar 2007 Sonntag, Tag 56	Big-Tasty-Maxi-Menü mit Curly Fries und Ketchup, Best-Pork-Maxi-Menü mit Pommes, McFurry® mit Smarties, 3,0 l kalorienfreie Getränke	2563 kcal		Ich bin heute wieder drüber, aber trotzdem noch auf Kurs. Es ist die geilste Diät, die ich jemals gemacht habe.	105,5 kg

Zeitraum	Gesamtkcal. 8. Woche	Tagesdurchschnittskcal. 8. Woche	Tagesdurchschnittskcal. seit dem 1. Januar
8. Woche	10653 kcal	1521 kcal	1172 kcal

3.12 Tag 42

Nun habe ich tatsächlich schon 12,3 kg abgenommen und ich fühle mich wieder voll auf Kurs. In den letzten Tagen war mir aber auch wirklich nach Reinhauen. Obwohl Reinhauen mit 2400 kcal ja auch immer noch ein kleines Kaloriendefizit bedeutet hat. Sportlich habe ich an diesem Tag nichts vollbracht.

Heute waren wir auf einem Geburtstag eingeladen. An dieser Stelle hätte ich ein Fernbleiben für unverschämt und ein „Ich möchte nichts essen" als unpassend empfunden. Warum eigentlich? Der gesellschaftliche Zwang hat mich an dieser Stelle den einfachsten Weg gehen lassen. Durchaus lecker, aber eben nicht konsequent.

Folgendes Menü durfte ich heute genießen:

Als Vorspeise gab es eine Salatwiese mit Blumen von der Crêpe-Lachs-Roulade und Trüffeldressing. Fortgesetzt wurde der kulinarische Genuss im Hauptgang mit dreierlei Medaillons von Rind, Pute und Schwein. Dazu gab es Lauch-Kartoffel-Gratin und marktfrisches Gemüse. Als süßen Ausklang wurden verschiedene Dessertspezialitäten gereicht.

DIE BURGER-DIÄT

DIE HÜRDEN

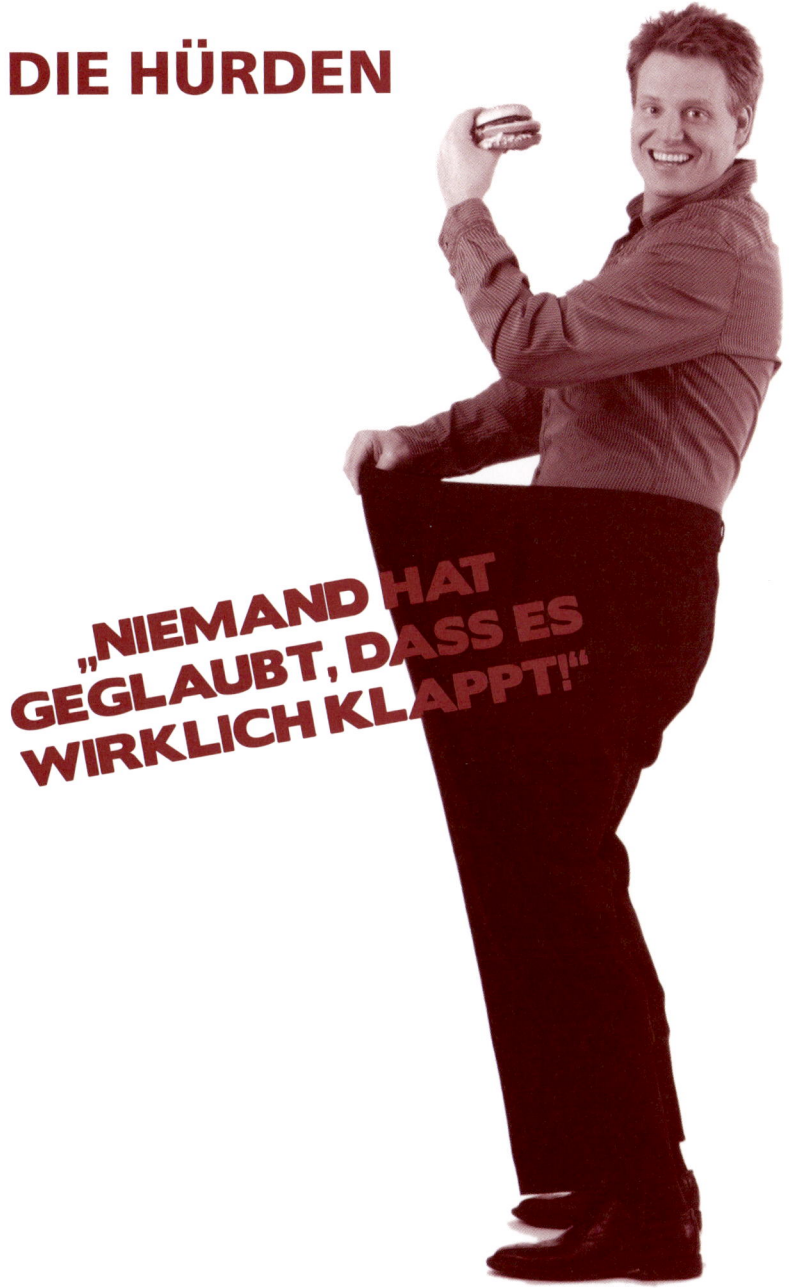

„NIEMAND HAT GEGLAUBT, DASS ES WIRKLICH KLAPPT!"

4.1 Gesellschaftliche Anlässe

Wenn ich an frühere Versuche zurückdenke, dann waren gesellschaftliche Anlässe häufig der zentrale Knackpunkt bzw. das Ende der Diät. Sie waren nicht die Ursache, aber der Auslöser bzw. der Wendepunkt. Ich habe es nie geschafft, nach einem Ausnahmetag wieder in den von mir gewünschten Essrhythmus zu kommen. Unmittelbar nach der Feier habe ich mir gesagt: „Heute gönnst du dir noch einen weiteren Tag, dann bist du wieder voll dabei." Worin das geendet hat, brauche ich hier wohl nicht weiter auszuführen.

Mit gesellschaftlichen Anlässen meine ich natürlich nicht nur besagte Partys. Da kann man noch guten Gewissens auf den Alkohol verzichten oder sich einfach nicht am Buffet bedienen. Schwieriger wird es da aber schon bei Hochzeiten oder größeren Geburtstagen, wo z. B. zu einem Fünf-Gänge-Menü geladen wird. Da möchte man sich natürlich nicht wirklich hinsetzen und dankend ablehnen. Oder noch besser: dankend ablehnen, um dann den Big Mac® aus der Tüte zu holen.

Also habe ich mir für solche Anlässe vorgenommen, den Abend zu genießen, nicht allzu sehr über die Stränge zu schlagen und jedenfalls auf Alkohol zu verzichten, da der kalorientechnisch doch schon ziemlich stark reinhaut.

Früher bin ich dadurch wie gesagt ins Straucheln gekommen, weil ich mit einem Mal an diesem Ausnahmetag gemerkt habe, was mir in den letzten Tagen so sehr beim Essen gefehlt hat. Erst durch meine Burger-Diät habe ich diese Hürde erfolgreich überstanden und konnte am nächsten Tag erfolgreich zurück in den Diätalltag.

In diversen Diätbüchern und Ernährungsratgebern wird da immer auf der eigenen Konsequenz rumgehackt. Aber das hat mir nicht geholfen, dieses Problem in den Griff zu bekommen, im Gegenteil:

> „Ich habe mich durch die weisen Ratschläge eher nur noch schlechter gefühlt."

Sicher ist es durchaus eine Variante, völlig auf einen gesellschaftlichen Anlass bzw. den für mich damit verbundenen hochkalorischen und kulinarischen Fehltritt zu verzichten, oder mich dort nicht am leckeren Buffet zu bedienen. Jedoch möchte ich auf diese Freiheit, diesen Genuss und die damit verbundene Geselligkeit nicht komplett verzichten. Bei der Neiderparty ging es mir irgendwann nur noch ums Prinzip, und ich bin im Nachhinein sehr stolz auf mich.
Wichtig finde ich nur, dass man sich den Spaß am Leben und am Essen durch eine Diät nicht nehmen lassen sollte. Ein leckeres Fünf-Gänge-Menü oder eine schöne Kuchenplatte bei Oma ist etwas sehr Leckeres, das man sich zwischendurch auch durchaus gönnen sollte.

„Ich habe durch die Burger-Diät zum ersten Mal einen Weg gefunden, mein alltägliches Essverhalten unter Kontrolle zu haben."

Und dadurch konnte ich mir auch zum ersten Mal diese Ausnahmen wirklich erlauben, weil ich wusste, dass sie mich nicht aus der Bahn werfen würden.

4.2 Neider und Skeptiker

Im Verlaufe meiner Diät teilten sich meine Mitmenschen in zwei Gruppen auf. Die erste Gruppe waren die Leute, die mich bei der Umsetzung unterstützt und motiviert haben. Denen kann ich nicht genug danken für diese Zeit und ich bin froh, diese Menschen an meine Seite zu haben. Die andere Hälfte möchte ich als Neider und Skeptiker bezeichnen. Ich habe das Gefühl, dass in deren Augen das Glas immer halb leer und nie halb voll ist. Ich habe von diversen Seiten immer wieder die gleichen Argumente gehört: wie ungesund diese Diät sein muss; dass das ja nicht durchzuhalten sei; ob ich denn nicht „Supersize Me" kennen würde, wo der Typ fast gestorben ist; welche Krankheiten mir bevorstünden bei dieser Art von

Ernährung, usw.

Mit einem Mal war jeder ein Ernährungsexperte."

Jeder war ein Wissenschaftler für Makronährstoffe und/oder ein Profi, was die beste Sportmethode zur Fettverbrennung anbelangt. Ja, ich habe die Bücher und Forenbeiträge auch alle gelesen. Aber ist denn auf diesem Planeten niemand außer mir etwas skeptisch bei all dieser selbsternannten Allwissenheit?

Die Skepsis meiner außergewöhnlichen Methode kann ich ja durchaus nachvollziehen, schließlich war ich selber anfangs mehr als skeptisch und absolut übervorsichtig bei meinem Experiment. Aber wenn ich meinen Standpunkt dann einmal versucht habe zu verdeutlichen, kam in der Diskussion nicht selten der wahre Grund für die Zweifel zum Vorschein: Neid.

Neid über meine plötzliche Fähigkeit, eine Diät durchzuhalten, Neid über das, was ich essen durfte, und Neid über die Fortschritte, die ich damit machte. Einige der Neider und Skeptiker haben auch nach dem endgültigen Erfolg meines Versuches ihren Standpunkt nicht verlassen und versucht, selbst die medizinischen Ergebnisse damit abzutun, dass z. B. Langzeitschäden darin ja nicht berücksichtigt würden. Ich habe mir dann immer gedacht, dass die Langzeitschäden der vergangenen Diätversuche, die ich bisher hatte (nämlich dass ich immer dicker wurde) viel schlimmer waren als alles andere, vor allem bezogen auf meine gesundheitliche Zukunft, wenn es so weitergegangen wäre. Aber ich habe es mir verkniffen und sie in dem Glauben gelassen. Schließlich ist diese Diät, dieser Selbstversuch von mir, kein Versuch, die perfekte Diät für den Rest der Welt zu entwerfen. Es ist mein persönlicher Versuch, um meine ganz persönlichen Hürden zu überwinden.

4.3 Die Gewohnheit

Bislang war mir nie bewusst, wie sehr ich von meinen Gewohnheiten bestimmt bin. Fast der ganze Tagesablauf ist dadurch beeinflusst gewesen. Ich habe mich anfangs fast täglich dabei erwischt, wie ich z. B. zwischendurch einfach mal in den Kühlschrank geschaut habe. Jedoch gar nicht weil ich Hunger hatte. Sondern aus Langeweile bzw. aus der Gewohnheit heraus. Das hörte aber schlagartig auf, als mir bewusst wurde, dass es nur eine Angewohnheit ist.

Geholfen hat mir bei der Überwindung dieser Gewohnheit sicherlich die Tatsache, dass es in der Zeit der Burger-Diät ja nichts zu finden gab im Kühlschrank. Ich habe ja nichts daraus gegessen, sondern musste mich zum Essen aufs Fahrrad oder ins Auto setzen, um mir etwas von McDonald's zu kaufen. Dadurch wurde meine Essgewohnheit wesentlich kontrollierter und bewusster.

Ganz anders war es da mit der Gewohnheit bezüglich der sportlichen Betätigung. Ich musste mich anfangs schon ziemlich in den Arsch treten, um meine geplanten Sporteinheiten wirklich umzusetzen. Gerade beim Sport bin ich immer wieder in die alte Gewohnheit verfallen und habe mir Ausreden einfallen lassen. Eine richtige Konstanz bzw. eine Laufsucht, wovon so oft berichtet wird, habe ich leider während der Dokumentationszeit nicht erlebt.

Aber das musste auch nicht sein.

> „Dass ich plötzlich so konsequent beim Essen war, hat mich auch für den Sport motiviert!"

Jetzt, wo ich z. B. im August vier Wochen am Stück sechsmal pro Woche laufen war, kann ich sagen, dass es morgens wirklich nichts Schöneres gibt, als entspannt joggen zu gehen. Ich kann es total genießen und habe erleben dürfen, wie man seine Gewohnheit verändern kann. Und diese Gewohnheit ist zweifelsfrei eine weise und gesunde Veränderung und Verbesserung der Lebensqualität.

DIE BURGER-DIÄT

WELCHE DIÄT IST DIE BESTE?

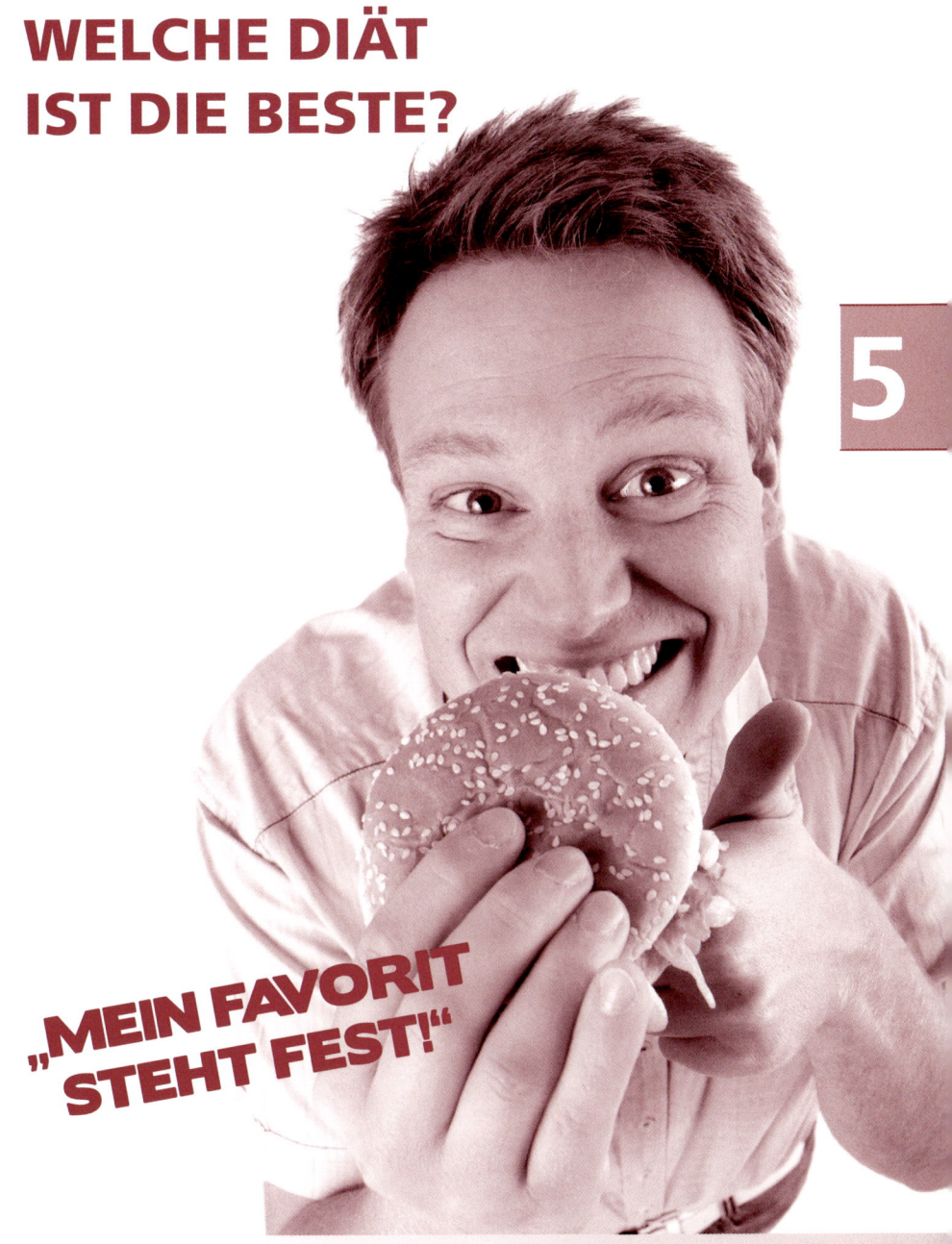

„MEIN FAVORIT STEHT FEST!"

5.1 Ich hatte sie alle!

Diäten sind trendy, Diäten müssen aktuell sein. Eine alte Diät kann nicht funktionieren, der neuste Schrei ist immer das gerade Beste, denn jeder macht sie.

Schönes Beispiel dafür ist „die ultimative New-York-Diät", der aktuelle Höhepunkt im Diätenwahnsinn. Da flattert einem schon beim Öffnen des Buches jede Menge Werbung des Autors entgegen. Auf den ersten 70 Seiten geht es dann überwiegend um Voraussagungen, Danksagungen und in nicht unerheblichem Maße um Selbstdarstellung. Dem Ganzen folgt dann ein Drei-Phasen-Plan. Dort soll ich dann schon morgens einen Proteinshake trinken und diverse Mineral- und Vitaminkapseln einwerfen. Hier versprechen natürlich die Produkte des Autors den größten Erfolg.

> „Am Ende des Buches habe ich mich gefragt, warum der Autor nicht gleich zur morgendlichen Infusion aufruft."

Schließlich könnte man sich damit das nervige Essen ja auch ganz sparen.

Genauso wenig möchte ich Stunden mit dem Einkaufen irgendwelcher Zutaten verbringen. Ich möchte das essen, worauf ich Lust habe und vor allem was mir schmeckt. Dass ich davon dann nicht so viel essen kann wie ich möchte, versteht sich natürlich von allein.

In diesem Kapitel möchte ich sechs der bekanntesten Diäten, die ich selber gemacht habe, vorstellen und deutlich machen, woran ich meiner Meinung nach jeweils gescheitert bin. Ich habe wirklich sehr viel ausprobiert, aber keine Diät länger als 3,5 Wochen durchgehalten.

> „Wenn man als Dicker bei der Durchführung einer Diät scheitert und versagt, glaubt man selber sofort, dass es mit Willensstärke zu tun hat."

Und Außenstehende bestätigen einem dieses Gefühl noch zusätzlich. Man ist nicht konsequent genug gewesen, man ist irgendwann „schwach geworden", wie es so schön heißt. Ich habe deshalb jahrelang an meiner eigenen Motivation und Willensstärke gezweifelt und mich unglaublich schlecht gefühlt. Heute wage ich ehrlich gesagt zu bezweifeln, dass es ausschließlich meine mangelnde Stärke war, die zu einem Diätabbruch geführt hat. Das ist natürlich eine sehr individuelle Sache, und deshalb bitte ich, die folgenden Kapitel nicht als universelle Kritik misszuverstehen. Ich möchte hier einfach meine persönlichen Probleme mit den jeweiligen Diäten oder Ernährungsformen schildern. Bilden Sie sich Ihre eigene Meinung. Vielleicht kennen Sie das eine oder andere Phänomen ja auch aus eigener Erfahrung ...

5.2 Weight Watchers (WW)

Diese Diätform wurde 1963 von der Hausfrau Jean Nidetch in New York ins Leben gerufen. Nachdem sie mehrfach versuchte, allein abzunehmen, kam sie auf die Idee, sich mit gleichgesinnten Freundinnen zu treffen, um sich bei dem Unterfangen gegenseitig zu motivieren. Der Erfolg der Frauen ließ dann damals nicht lange auf sich warten.

Ernährungstechnisch stützt sich Weight Watchers auf eine kalorienreduzierte Mischkost. Die Diät enthält vor allem fettarme, eiweißreiche Nahrungsmittel (Fisch, Geflügel, Milch und Milchprodukte) und ballaststoffreiche Kohlehydrate (Vollkornprodukte, Kartoffeln, Obst, Gemüse und Rohkost).

Bei der Diät wird jedoch nicht direkt die Kalorienzahl geprüft, sondern eine eigene Maßeinheit eingeführt. Diese Maßeinheit nennt sich „POINTS®" (= Punkte). Alle Nahrungsmittel und alle Getränke sind im sogenannten Pointsführer aufgeführt. Dieser Pointsführer ist für die Durchführung der Diät unentbehrlich und ist täglicher Begleiter eines Abspeckwilligen mit WW.

WELCHE DIÄT IST DIE BESTE? DIE BURGER-DIÄT

Sie können dabei essen, worauf sie Lust haben, solange sie nicht ihren täglichen Richtwert überschreiten.

Diesen Wert bestimmen sie jedoch im Regelfall nicht selbst, sondern ein sogenannter Gruppenleiter legt diesen zu Diätbeginn fest. WW ist eine der am meisten versuchten Diätformen weltweit und es gibt kaum mehr Bücher, Internetforen, Treffen, Seminare, Produkte (z. B. spezielle Waagen), Merchandisingartikel und sonstige kostenpflichtige Verwertungen als zu dieser Diät.

Mein persönliches Fazit:

Weight Watchers klang in der Theorie toll, hatte mich aber durch seine bekannten Nachteile bereits in der ersten Woche zum K.O.-Kandidaten gemacht. Nach kurzer Zeit hat mich das Arbeiten mit den „POINTS®" total genervt. Man musste ständig rechnen, nachblättern, im Internet nachlesen, wiegen und wieder nachblättern, bevor man auch nur einen Happen essen konnte. Dazu kam das Problem, dass man bei dieser Diät quasi kaum essen gehen kann, weil man dann natürlich mit seinem Punktesystem völlig aufgeschmissen ist. Wenn ich Atkins mache und weiß, dass ich auf Kohlehydrate verzichten möchte, dann kann ich mir danach auch beim Griechen etwas aussuchen. Selbst bei der guten, alten, Low-Fat-Diät war man mit dem Putenschnitzel auf Kurs und wusste, wie man sich mittags in der Kantine ernähren sollte. Aber WW habe ich von Anfang an als nicht sonderlich alltagstauglich empfunden. WW mag für eine tägliche kochende Hausfrau (oder einen Hausmann) vielleicht praktikabel sein, wenn man sich erst einmal sämtliches Zubehör gekauft hat und dann täglich brav seine Rechenaufgaben erfüllt. In meinem klassischen Alltag (Büro, 30 Minuten Mittagspause, wenig Lust zum Kochen, wenig Zeit zum Einkaufen) war WW nichts für mich. Dazu kam das Problem, dass ich mich psychologisch mit dieser Diät nicht befriedigt gefühlt habe, sondern eher verzichtet habe, als mir etwas gönnen zu dürfen. Aber das Problem hatte ich ja mit allen vergangenen Diäten.

Das, was ich mir persönlich von einer Diät immer gewünscht habe, war, dass sie einfach ist und den Kopf sowohl entlastet wie auch essenstechnisch befriedigt. Das konnte das Weight-Watchers-System nicht leisten.

Für mich ist diese Diät eher ein gut durchdachtes System, mit dem vor allem viel Geld verdient wird und mit dem vielleicht auch ein paar Übergewichtige an Gewicht verlieren, wenn Sie Zeit und Motivation fürs tägliche Kochen und Rechnen haben.

5.3 Brigitte-Diät

Bei der Brigitte-Diät wird auf eine fettreduzierte Mischkost gesetzt. Wenn die Menge eingehalten wird, ist alles erlaubt. Die Kalorienaufnahme sollte im Schnitt bei 1200 kcal pro Tag liegen. Wer viel Sport treibt, darf sich sogar mit 1400 kcal pro Tag verwöhnen. Wer keine eigenen Essenspläne erstellen möchte, der kann auf fertige Wochenpläne (auch für Vegetarier/innen) in den entsprechenden Brigitte-Publikationen zurückgreifen. Untermauert wird die Diät natürlich mit den vielen Rezepten, die man in der Zeitschrift „Brigitte" nachlesen kann.

Mein persönliches Fazit:

Ich habe die Brigitte-Diät mehr oder minder als klassisches FdH (= „Friss die Hälfte") plus Low Fat empfunden. Diese Ernährungsweise ist sicherlich nicht falsch, aber auch nicht sonderlich neu. Allerdings hatte die Brigitte-Diät ein paar Vorzüge gegenüber WW: Es wurden aktiv bestimmte Fertigprodukte empfohlen bzw. es wurde auf ein Maximum an Kalorien pro Tag gesetzt. Mal abgesehen von der wieder einmal offensichtlichen Geldmaschine, die dahinter steht, war diese Diät für mich schon relativ praktikabel: Ich konnte damit jeden Tag ansatzweise gut zusammenrechnen, wie viel ich ungefähr noch essen durfte, und musste gleichzeitig nicht stundenlang am

Herd zubringen. In der ersten Woche war ich bei dieser Diät eigentlich ziemlich guter Dinge. (Dass das Konzept mit einer Frauenzeitschrift verknüpft wurde, war mir ziemlich egal. Ich wollte schließlich abnehmen, egal wie!)

Der Nachteil war jedoch auch hier erneut die mangelnde psychologische Befriedigung. Ich kam zwar anfangs sehr gut klar, aber mir fehlte einfach nach einiger Zeit etwas! Ich war auch hierbei wieder nach zwei Wochen fast wie ein Junkie, dem sein Stoff fehlt ...

Irgendwann war der obligatorische Fehltritt dann vorprogrammiert (in dem Fall war es eine Geburtstagsfeier), der Wiedereinstieg in die Diät scheiterte und damit auch der gesamte Diätversuch.

5.4 Atkins

Die Atkins-Diät wurde entwickelt durch ihren Erfinder Robert Atkins. Es ist eine Diät nach dem Low-Carb-Prinzip. Man darf praktisch bei Schlemmereien wie Chicken Wings, Spare Ribs, Sahnesaucen, Steaks, Würstchen, Eiern etc. mehr oder weniger unbegrenzt zuschlagen. Die ganze Diät ist in ein vierstufiges System unterteilt. Man reduziert die Aufnahme von Kohlehydraten in der zweiwöchigen Einstiegsphase auf unter 20 g pro Tag und nutzt fast ausschließlich Fett sowie Eiweiß als Energielieferant. In den weiteren Phasen werden dann die erlaubten Kohlehydrate Stück für Stück gesteigert. Als Dauerernährung wird die vierte Phase genutzt. Aber selbst da ist der Kohlehydratanteil immer noch sehr gering. Ziel der Diät ist es, den Körper dazu zu bringen, aus den Fettreserven des Körpers die täglich notwendigen Glykogene zu verstoffwechseln. Auch die Atkins-Diät hat mittlerweile weltweit Millionen Anhänger, und es gibt diverse Seiten mit unzähligen Produkten (spezielles Low-Carb-Brot, -Kuchen, -Pizzateig, auch hier Waagen, Rechner, Riegel, Pulver usw.).

Mein persönliches Fazit:
Atkins ist schon eine etwas schrägere Diätform. Man isst in der Anfangsphase gar kein Brot, sondern hauptsächlich annähernd kohlehydratfreie Lebensmittel wie Eier, Fleisch, Fisch und Salat.
Ich habe Atkins mehrfach für die Dauer von bis zu 3,5 Wochen erfolgreich eingesetzt. Erfolgreich zumindest was die kurzfristige Gewichtsreduktion betrifft. Ich habe sehr schnell abgenommen, weil mein Hungergefühl von Tag zu Tag weniger wurde. Im Laufe der zweiten Woche habe ich mich dann mehr und mehr vor dem Essen geekelt und dann auch gedrückt. Das führte natürlich unweigerlich in eine Sackgasse. Ganz zu Schweigen von den negativen Nebeneffekten, die wirklich nicht nur für mich nervend waren, sondern auch für das nähere Umfeld. Ich denke da an Dinge wie permanenten Mundgeruch und auch an den dauerhaften Imbissbudengestank in der Wohnung. Schließlich beginnt der Morgen nicht mit einem Spaziergang zum Bäcker, sondern mit der heißen Bratpfanne am Herd. Außerdem habe ich bei der Atkins-Diät schon sehr früh unter Kopfschmerzen und stark eingeschränkter Belastbarkeit beim Sport gelitten. Die Kohlehydratspeicher sind bei dieser Ernährungsform quasi dauerhaft leer. Das wurde auch erst nach ca. zehn Tagen ein wenig besser, als der Körper auf Fett als Energielieferant umgestellt hatte. Aber selbst danach hatte ich Schwierigkeiten mit längeren Sporteinheiten. Auch kommt man bei Atkins nicht ohne Ergänzungsmittel aus, da man natürlich viel zu wenige Ballaststoffe und Vitamine zu sich nimmt, was sich z. B. auf die Verdauung und die Anfälligkeit für grippale Infekte auswirkt. Als wirklich unbefriedigend habe ich auch den Brotverzicht empfunden. Immer nur Speck und Eier zum Frühstück? Wirkliche Alternativen waren Fisch und Steaks in den Morgenstunden nicht. Natürlich gibt es auch da wieder Low-Carb-Brotalternativen, die in den Low-Carb-Internetforen heiß gehandelt werden, und die einige dann z. T. aus dem Ausland bestellen ... Aber das war für meinen Alltag mal wieder

überhaupt nicht praktikabel.

Dass man bei Atkins keine kcal oder „POINTS®" zählen muss, ist wirklich angenehm. Da kann man dann auch wie gewohnt zum Griechen um die Ecke gehen, Pommes durch ein weiteres Stück Fleisch oder durch einen Salat ersetzen oder sich beim Grillabend mit den Freunden ungeniert gehen lassen. Das war wirklich ein riesiger Vorteil der Atkins-Diät, bei dem ich zum ersten Mal das Gefühl hatte, dass der psychologische Aspekt, den das Essen bei mir hat, in gewisser Weise Berücksichtigung findet.

Deshalb war die Atkins-Diät auch diejenige, die ich am längsten durchgehalten habe: 3,5 Wochen.

5.5 Die Kohlsuppe des Grauens

Die Kohlsuppendiät ist schnell erklärt: Man kocht sich einen riesen Pott Suppe, den man auf Vorrat permanent im Kühlschrank stehen hat. Dann isst man jeden Tag morgens, mittags und abends diese Suppe und dazu täglich jeweils eine andere Beilage:

Montags:	Kohlsuppe + Obst (außer Bananen/Melonen)
Dienstags:	Kohlsuppe + rohes Gemüse
Mittwochs:	Kohlsuppe + rohes Gemüse + Obst
Donnerstags:	Kohlsuppe + 3 Bananen + 0,2 l Milch
Freitags:	Kohlsuppe + 250 g gebratenes Fleisch + 6 Tomaten
Samstags:	Kohlsuppe + 250 g gebratenes Fleisch + Gemüse
Sonntags:	Kohlsuppe + Vollkornreis

Die Diät wurde der Sage nach ursprünglich für die kurzfristige Fettreduktion von übergewichtigen Patienten vor einer Herzoperation entwickelt.

Mein persönliches Fazit:

Was sich am ersten, zweiten und vielleicht auch noch am dritten Tag als leckere und vor allem einfache Diät anfühlte, entwickelte sich bei meinen Versuchen spätestens an Tag 4 wirklich zur „Kohlsuppe des Grauens"! Ich konnte mich einfach nicht mehr überwinden, von dieser Suppe zu essen. Nicht nur der einseitige Geschmack, sondern auch der Geruch in der ganzen Wohnung war für mich eine Qual. Der angebliche Ausgleich, den man durch die Bananen, die Fleisch- oder Reisbeilagen hat, reicht bei Weitem nicht, um das Übel dieser Kohlsuppe zu überschatten. Und leider kann man auch gar nicht genug Curry, Pfeffer, Maggi oder sonstige Gewürze noch zusätzlich in die Suppe werfen, um man das Gefühl von Abwechslung zu bekommt. Wenn ich jetzt gerade – mit wirklich sehr weitem Abstand dazu – auch nur ansatzweise an die zwei Versuche mit dieser Diät zurückdenke, habe ich sofort wieder den Geruch und den Geschmack der Suppe im Gedächtnis, und mir wird direkt schlecht. Ich konnte mit dieser Diät kurzfristig beide Male zwar kleine Erfolge erzielen, aber die Kilos waren nach kürzester Zeit wieder drauf. Ich vermute sogar, dass die Kilos vom entwässernden Effekt der Suppe gekommen sind und nicht von einer Reduktion des Körperfettes.

Sehr amüsant und treffend fand ich dann auch den Internetbeitrag, den ich zufällig in einem Internetforum [2] zum Thema Kohlsuppe gefunden habe:

- **1. Tag** Vorfreude auf die neue Diät
- **2. Tag** Begeisterung und Träume von Stromlinienformen
- **3. Tag** Erste Ablehnungserscheinungen, aber der Gedanke an die schönen Frauen, die in Zukunft den intimen Freundeskreis erweitern werden, vertreibt den inneren Schweinehund.
- **4. Tag** Ekel schon beim Gedanken an die Suppe und dann erst der Geruch in der Küche, aber da muss man durch. Gerate in Versuchung, beim Löffeln der Suppe die Nase zuzuhalten.
- **5. Tag** Suppe ganz weggelassen und nur die erlaubten Beilagen gegessen – kann doch nicht schaden.

6. Tag Wache schweißgebadet auf – muss von Kohlsuppen geträumt haben. Esse heute gar nichts und ernähre mich rein vegetarisch, mit Hannen Alt.

7. Tag Die für heute geplante Suppenration hat die Lagerung im Kühlschrank nicht überstanden – wahrscheinlich Gottesurteil. Aus, vorbei. Waage meldet 300 g Gewichtsabnahme.

Bin auf der Suche nach einer Steak-Eisbein- u.- Bratkartoffel-Diät.

5.6 Low-Fat-30

Bei Low-Fat-30 dürfen nicht mehr als 30 % der täglichen Kalorien über Fette zugeführt werden. Wenn sie einen Kalorienbedarf von 2000 kcal pro Tag haben, dann dürfen sie etwa 70 g Fett zu sich nehmen. Die Berechnung der Fette sehen Sie an folgendem Beispiel:

Sie haben z. B. ein Produkt mit einem Energiegehalt von 1000 kcal. Angenommen, der absolute Fettgehalt dieses Produktes beträgt 20 g, dann kommen Sie damit auf einen LF30-Wert von 18 %. Die Berechnung: 1 g Fett hat 9 kcal, 20 g Fett haben 180 kcal. Das bedeutet, dass 18 % der aufgenommenen Energie aus Fett kommt. Die Ernährungsform beschränkt sich dabei nicht auf irgendwelche Lebensmittel oder empfiehlt andere Werte oder Kalorienzahlen. Es wird davon ausgegangen, dass ein normaler Mensch mit diesen Verhältnissen seinen Hunger so weit mit niedrigkalorischen Lebensmitteln stillt, dass er unter seinem Gesamtbedarf pro Tag bleibt und automatisch abnimmt. Unentbehrlich sind für diese Diät ein gutes Kopfrechenvermögen und das permanente Mitführen von Kalorien- und Fetttabellen, wenn man nicht gleichzeitig über ein fotografisches Gedächtnis verfügt.

Mein persönliches Fazit:
Mich hat diese Diät bereits nach den ersten Tagen total genervt. Man musste ständig ausrechnen, wie groß jetzt der Fettanteil eines Essens ist, und war beim Essengehen sowohl in der Kantine als auch beim Griechen total aufgeschmissen. Bei mir ist das darauf hinausgelaufen, dass ich unterwegs nur Salate gegessen habe und mir zu Hause dann mal eine Low-Fat-Pizza gegönnt habe. Aber meine Motivation, diese Ernährungsform auf dem Level mehrere Monate durchzuhalten, war relativ schnell aufgebraucht: Die ewige Rechnerei war nach kürzester Zeit anstrengend, unpraktikabel und umständlich, und auch hier kam die psychologische Befriedigung bei Weitem immer noch viel zu kurz. Natürlich ist eine Low-Fat-Pizza mit dünnem Teig und Putenbrustscheiben auch lecker. Und nicht jeder Low-Fat-Käse schmeckt nach Gummisohle. Aber es fühlte sich alles so an, als würde man als ehemaliger Kettenraucher dann auch mal Kräuterzigaretten rauchen dürfen.

Die angebliche Befriedigung war für mich jedenfalls keine wirkliche. Grillabende mit Putenbrustfilets sind natürlich auch kein totaler Reinfall. Aber für mich war es zu viel eingebüßte Lebensqualität, die mit dieser Diät verbunden war.

Positiv an dieser Diät ist mir einzig aufgefallen, dass man im Internet nicht gleich mit Produktwerbung überschüttet wird, sondern sich die Gemeinde scheinbar wirklich aus echten „Leidensgenossen" zusammensetzt. Ob sie dadurch aber alle besser abnehmen, weiß ich nicht.

5.7 Forever-young-Erfolgsprogramm

Bei dem Forever-young-Erfolgsprogramm von Herrn Dr. Ulrich Strunz geht es eigentlich um zwei Diäten, die in drei Phasen eingesetzt werden. In der ersten Phase nennt sich das ganze „Vital-Fatburning". Während dieser Phase trinken Sie überwiegend Eiweißshakes, die den Muskelabbau verhindern sollen. Essen dürfen sie in dem

Abschnitt lediglich ein wenig Obst und Gemüse. Sportlich abgerundet wird jeder Tag mit Nordic Walking und Muskeltraining.

In der zweiten Diätphase wird das Fatburning nur noch im Intervall mit einer mediterranen Kost eingesetzt. Diese besteht vordergründig aus Obst, Gemüse, Vollkornprodukten, Nüssen, magerem Fleisch und Fisch. Diese mediterrane Ernährung wird von Strunz unter Hinzunahme von Vitaminpräparaten, Eiweißpulver und diversen Nahrungsergänzungsmitteln dann als Dauerernährung empfohlen. Und Sie können sich wahrscheinlich schon denken, welche Ernährungsmittel von Strunz in seinen Büchern empfohlen werden: die eigenen. Von den Diätstartpaketen für 129,- Euro bis hin zu Forever-young-Pulsmessuhren für 360,- Euro [3] kann der Übergewichtsgeplagte hier sein Erspartes loswerden.

Mein persönliches Fazit:
Ich habe das Forever-young-Erfolgsprogramm insgesamt zweimal ausprobiert. Bei beiden Versuchen bin ich nicht mal bis zu dem Punkt gekommen, an dem ich die sonst übliche Unbefriedigung der Ernährung empfunden habe. Ich bin schon an einer viel früheren Hürde gestolpert: an der Umsetzung der Rezepte.

„Wer kocht diesen ganzen Krempel?!?"

Sämtliche Rezeptvorschläge aus seinen Büchern sind in meinen Augen viel zu kompliziert und nur mit großem Zeitaufwand umsetzbar. Da liest sich der erste Tag der „mediterranen Phase" z. B. wie folgt:

Morgens: Apfelquark
1 Apfel, 1 EL Zitronensaft, 250 g Magerquark, 100 g saure Sahne, 4 EL Apfeldicksaft, abgeriebene Schale von einer _ unbehandelten Zitrone, 2 EL Sonnenblumenkerne

Leichte Mahlzeit: Tatar mediterran
150 g Tatar, 1 Eigelb, 1 TL Aceto Balsamico, 1 EL kalt gepresstes Olivenöl, Salz, schwarzer Pfeffer, _ TL Paprika rosenscharf, _ weiße Zwiebel, 3 Sardellenfilets, 2 Cornichons, 4 grüne Oliven mit Paprika gefüllt, 3 Thymianzweige, _ Bund Petersilie, 2 große Kopfsalatblätter, 1 EL kleine Kapern

Hauptgericht: Spaghetti mit Gemüse-Bolognese
150 g Zucchini, 150 g Aubergine, _ rote Paprikaschote, _ grüne Paprikaschote, _ gelbe Paprikaschote, 2 Schalotten, 1 Knoblauchzehe, 1 EL Olivenöl, Salz, Pfeffer, 6 EL Rotwein, 2 Zweige Thymian, 1 Zweig Rosmarin, 200 g passierte Tomaten, 250 ml Gemüsebrühe, 200 g Spaghetti, 200 g Tomaten, 30 g frisch geriebener Parmesan

Dessert: Erdbeer-Carpaccio mit Minze-Joghurt
250 g Erdbeeren, _ Limette, 1 EL Ahornsirup, 1 EL trockener Sherry, 100 g Joghurt, 2 TL Honig, 4 Minzeblättchen
[4]

Das ist doch unfassbar, oder? Ganz sicher ist das alles sehr lecker, aber welche alleinlebende, berufstätige Person soll diesen Essensplan für sich umsetzen? Allein die Zubereitungszeit ist für den Tag mit 130 Minuten angegeben, und die halte ich schon für untertrieben. Da ist aber das aufwendige Einkaufen, Abspülen, und Aufräumen noch längst nicht mit berücksichtigt. Für mich ist genau das der Punkt gewesen, der zum Scheitern führte.
Als wirklich positiv habe ich an dem Buch nur die Motivation zur sportlichen Betätigung empfunden. Strunz ist durchaus gut in der Lage, dem Sportmuffel in einem Menschen Beine zu machen. Das ist aber auch schon alles gewesen. Von der Begeisterung, auf Dauer gedünsteten Fisch, Vollkornkost und teure Eiweißpräparate zu mir zu nehmen, möchte ich gar nicht erst anfangen.

5.8 Rezeptvergleiche

„Burger-Diät" bei McDonald's Beispieltagesplan:

	Gericht	kcal	EW	KH	F
Morgens	McCroissant®, Kaffee grande, Süßstoff	285	13	25	15
Mittags	Big Mac® -Sparmenü (mittlere Pommes und Coca-Cola light®)	835	32	82	42
Abends	Grilled ChickenCaesar–Salad	185	27	4	7
Snack	Frucht-Tüte	45	0	11	0
Summe		1350	72	122	64

[1]

"Brigitte-Diät"
Typischer Tagesplan:

	Gericht	kcal	EW	KH	F
Morgens	Allos Jumbo Classic Keks 1 St. Bauer Joghurtdrink Erdbeer-Limette 250g	426	10	59	17
Mittags	Frosta Gemüse CousCous (TK) 500g	570	15	72,5	24,5
Abends	Vollkornbrot 2 St. + Saupiquet Les Saladières Thunfischsalat Nizza 230 g	433	22	53	15
Snack	Nescafé Latte Macchiato 200 ml	91	2	8	6
Summe		1520	49	192,5	62,5

[5]

„Forever-young-Erfolgsprogramm" von Dr. Ulrich Strunz
Beispieltagesplan:

	Gericht		kcal	EW	KH	F
Morgens	Apfelquark		270	21	14	12
Leichte Mahlzeit	Tatar mediterran		290	23	7	17
Hauptgericht	Spaghetti mit Gemüse-Bolognese		560	19	82	12
Dessert	Erdbeer-Carpaccio mit Minze-Joghurt Ohne Abbildung		150	3	26	2
Summe			1270	66	129	43

[4]

"Kohlsuppendiät"
Beispieltagesplan:

	Gericht	kcal	EW	KH	F
Morgens	Essen Sie viel Suppe und dazu frisches Obst und Gemüse	Inhaltsstoffe richten sich nach Wahl und Menge der Zutaten und Beilagen			
Mittags	Essen Sie viel Suppe und dazu frisches Obst und Gemüse				
Abends	Essen Sie viel Suppe und dazu frisches Obst und Gemüse				
Snack	Essen Sie viel Suppe und dazu frisches Obst und Gemüse				
Summe					

[5]

WELCHE DIÄT IST DIE BESTE?   DIE BURGER-DIÄT

„Low-Fat-30"
Beispieltagesplan:

	Gericht	kcal	EW	KH	F
Morgens	1 Scheibe Weißbrot, 1 Scheibe Vollkornbrot mit Halbfettmargarine, 1 Scheibe Edamer (30 %)	421	18	47	18
Snack	150 g Naturjoghurt (1,5 % Fett) mit 150 g Tiefkühlbeeren und gehackten Walnusshälften	232,5	11,6	23,1	15,8
Hauptgericht	Wagner-Pizza Balance Geflügelsalami	585	30,9	80,1	15,6
Abend	300 g gedünstetes Broccoligemüse mit 1 Scheibe Vollkornbrot, 2 EL Kräuterquark (10 %)	238	16,8	28,3	6,4
Summe		1476,5	77,3	178,5	55,8

[6]

DIE BURGER-DIÄT — WELCHE DIÄT IST DIE BESTE?

„Atkins" von Robert Atkins
Beispieltagesplan:

	Gericht	kcal	EW	KH	F
Morgens	2 Spiegeleier (120 g) mit Frühstücksspeck (50 g)	579	20,6	0	51,60
Mittags	400 g Chickenwings	752	75,6	11,6	44,8
Abends	3 Kasseler Koteletts (300 g)	1005	60	0	78
Summe		2336	156,2	11,6	174,4

[6]

WELCHE DIÄT IST DIE BESTE? — DIE BURGER-DIÄT

„Weight Watchers"
Beispieltagesplan:

	Gericht	kcal	EW	KH	F
Morgens	Parmaschinken-Melonen-Sandwich	405,5	27,5	51,5	12
Leichte Mahlzeit	Rucola-Pilz-Salat	317,6	17,4	16,1	21,2
Hauptmahlzeit	Feurige Paprikaroulade	494,4	39,2	32,6	25,1
Summe		1217,5	84,1	100,2	58,3

[6] + [7]

Fazit:
Fällt Ihnen das Gleiche auf wie mir? Fast alle Diäten liegen bei den Beispieltagesplänen im ähnlichen Kalorienbereich. Woran soll ich denn da als Laie erkennen können, was wirklich die allgemein bessere Variante ist? Oder gibt es diese vielleicht gar nicht? Mein persönliches Fazit ist, dass es für jede Art von Diät oder Ernährung eine Personengruppe gibt, für die diese Diätform optimal ist. Wenn ich davon ausgehe, dass der Erfolg jeder Diät eigentlich unterm Strich bloß im Kaloriendefizit besteht, dann kann ich hier keinen großen Unterschied erkennen. Jedoch weiß ich ja mittlerweile, dass ich es selber nur mit der Burger-Diät durchgehalten habe, mein gewünschtes Gewicht zu erreichen. Alle anderen haben sicherlich genauso ihre Berechtigung. Wer gerne kocht und viel Zeit hat, der wird vielleicht mit Weight Watchers, der Brigitte-Diät oder mit der Forever-young-Diät glücklich. Für mich scheiden diese Diäten jedoch schon aufgrund der fehlenden Alltagstauglichkeit aus. Ich kann und möchte diesen zeitlichen Aufwand nicht in mein Leben integrieren.

„Ich brauche eine Diät, die einfach, schnell und lecker ist, und die mich psychologisch erfüllt!"

Das ist natürlich bei jedem Menschen anders. Wenn jemand zwingend jeden Tag Fleisch essen möchte, der findet sein Glück vermutlich in der Atkins-Diät. Dieses Spiel könnte ich beliebig fortsetzen, denn es gibt einfach für jede Diät persönliche Vor- und Nachteile bzw. jeder von uns hat beim Essen einfach eigene Vorlieben, die andere nicht nachvollziehen können. Das muss aber auch nicht jeder gleich empfinden. Jeder kann für sich völlig frei entscheiden, womit er es schaffen kann, erfolgreich abzunehmen. Ich bin froh, dass ich meinen Weg gefunden habe und dass er funktioniert hat.

5.9 Die Besseresser

Wenn ich das Wort „Internetforum" schon höre, klappen sich bei mir mittlerweile die Fußnägel hoch ... aber sowas von hoch. Kennen Sie die überwiegend schwachsinnigen Diskussionen dort auch? Ich glaube, es gibt kaum Orte, an denen mehr gelogen und schlau gelabert wird. Jeder weiß dort, welche Diät generell die richtige ist. Das Wissen wurde aber von den wenigsten wirklich erlernt oder erfahren, sondern wird meistens in anderen Beiträgen aufgeschnappt und dann als eigenes Wissen verkauft. Bei Diskussionen geht's dann nach kurzer Zeit weniger um die ursprünglich gestellte Frage, sondern vielmehr darum, wer die besseren Argumente für die eigene Meinung findet, um alle anderen zu überzeugen. Mit sachlicher Diskussion hat das leider nur selten etwas zu tun.

Gern vorgenommen werden dabei auch die schnellen und durchaus recht unkomplizierten Ferndiagnosen. Es ist schon erstaunlich, wie unwichtig eine medizinische Ausbildung zu sein scheint, wenn es darum geht, medizinische Einschätzungen abzugeben. Jeder hat von Geburt an die Weisheit mit Löffeln gefressen, oder sie in einem wissenschaftlichen Artikel gelesen, den er gerade zufällig nicht finden kann. Und die Tipps sind wirklich grenzenlos. Da werden auch schon mal Getränke mit Zauberwirkung angepriesen, bei denen ich bezweifle, dass sie jemals auch nur ein Beitragsschreiber erfolgreich eingesetzt hat. Wenn man sich mal in eins dieser Foren begibt, bekommt man das Gefühl, dass man der einzige Dicke dort sein muss. Denn alle anderen machen alles richtig und richtiger, und nur man selber steht wie der Ochs vorm Berg.

Warum aber werden dann immer mehr Menschen dick?

Hier liegt von außen betrachtet ein Widerspruch. Aber die Erklärung ist im Grunde ganz einfach: Es ist nun mal angenehmer und bequemer, ein Diätbuch zu lesen, einen schlauen Beitrag in einem Forum zum optimalen Fettverbrennungspuls zu schreiben oder in einer Diskussion über den optimalen Fettverbrennungspuls noch einmal ein paar ganz neue Erkenntnisse nachzulesen und zu posten, als sich einfach die Laufschuhe unterzuschnallen und loszulaufen. Würden die Mitglieder in Abnehmforen für jeden ihrer Beiträge 100 m laufen statt vor dem Rechner zu hängen, wären fast alle in kürzester Zeit schlank, würde ich wetten! Ich vermute auch, dass, wenn man 99,9 % der Forenbeiträge löschen würde, dann immer noch alle Themen vorhanden wären, weil jedes Thema 1000-fach wiederholt wird. Es ist jedoch modern, sein angelesenes Wissen der Welt kundzutun, und es lenkt wunderschön vom eigentlichen Problem ab. Wie heißt es so schön beim Fußball:

„Die besten Trainer sitzen immer auf der Tribüne."

Ich habe diese Selbstlüge, das konsequente Ablenken, früher immer mit Diätbüchern ausgelebt. Ich habe so viele von den Dingern gelesen, dass ich zeitweise selber geglaubt habe, fachmännisches Wissen zu besitzen. Und jetzt mache ich das Gegenteil von dem, was ich angeblich zu wissen glaubte, und habe plötzlich Erfolg damit. Ist das nicht eigenartig? Nicht, weil ich es irgendwo gelesen habe, nicht, weil es die neueste Erkenntnis ist, sondern weil ich dieses ganze Gelabere irgendwann satthatte und mir zum ersten Mal meine eigenen Gedanken gemacht habe. Ich habe auf mein Bauchgefühl (in doppelter Hinsicht) gehört, und nicht auf die schlaueste Anweisung eines Autors, einer Internetseite, eines Forumsbeitrages oder eines angeblich wissenschaftlichen Berichtes.

Ich glaube auch, dass es in vielen Foren weniger um Informationsaustausch als um persönliche Profilierung geht.

Man sollte vielmehr seine eigenen Erfahrungen machen, als die von anderen automatisch als gegebene Tatsache hinzunehmen.

DER WEG - TEIL 2

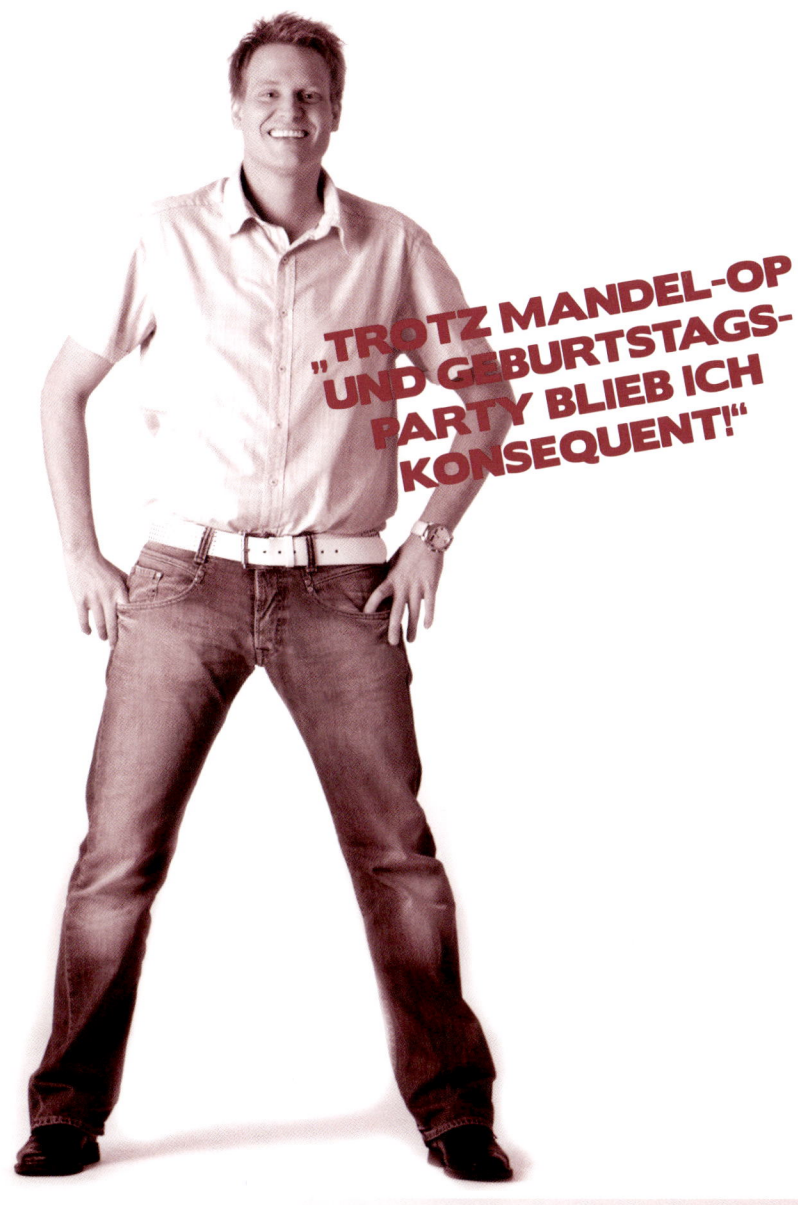

„TROTZ MANDEL-OP UND GEBURTSTAGS-PARTY BLIEB ICH KONSEQUENT!"

6

DER WEG - TEIL 2 — DIE BURGER-DIÄT

6.1 Woche 9 - 12

Tag	Was habe ich gegessen/getrunken	kcal	Sport	Bemerkung	Gewicht
26. Februar 2007 Montag, Tag 57	McDeLachs-Spar-Menü mit Pommes und Ketchup, 2,0 l kalorienfreie Getränke	745 kcal	40 Min. Jogging	Das Bild auf der Waage war schon ein kleiner Schock für mich. Die Schwankungen nach zwei heftigeren Tagen.	106,8 kg
27. Februar 2007 Dienstag, Tag 58	McRib®-Spar-Menü mit Pommes und Ketchup, 2,2 l kalorienfreie Getränke	840 kcal		Ich ärgere mich heute ein wenig über die Inkonsequenz der letzten Tage.	106,2 kg
28. Februar 2007 Mittwoch, Tag 59	McRib®-Spar-Menü mit Pommes und Ketchup, 2,5 l kalorienfreie Getränke	840 kcal		Freitag steht der erste Bluttest während der Diät an. Ich bin gespannt, was rauskommt.	105,2 kg
01. März 2007 Donnerstag, Tag 60	Texas-Mäc-Spar-Menü mit Pommes und Ketchup, 2,8 l Wasser	910 kcal	20 Min. Jogging und 40 Min. Krafttraining	Die Phase, in der ich mich selbst als „Dicken" bezeichnen würde, ist abgeschlossen. Ein tolles Gefühl.	104,5 kg
02. März 2007 Freitag, Tag 61	McRib®-Spar-Menü mit Pommes, 2,7 l kalorienfreie Getränke	820 kcal		Die nächsten 24 Stunden sind Ausnahmezustand. Ich werde morgen 30.	103,9 kg
03. März 2007 Samstag, Tag 62	Zum Frühstück gab es heute drei belegte Brötchen, mittags etwas Sushi und abends ein 6-Gänge-Menü, 4,0 l überwiegend kalorienund alkoholfreie Getränke.	ca. 3000 kcal		Nun bin ich im Club der 30er. Das größte Geschenk habe ich mir in diesem Jahr mit der Gewichtsreduktion selbst gemacht.	104,1 kg
04. März 2007 Sonntag, Tag 63	Big-Tasty-Maxi-Menü mit Pommes, Hamburger, McRib®, 2,6 l Wasser	2220 kcal		Heute wollte ich nochmal reinhauen. Ich weiß, dass ich es mir leisten kann.	105,6 kg

Zeitraum	Gesamtkcal. 9. Woche	Tagesdurchschnittskcal. 9. Woche	Tagesdurchschnittskcal. seit dem 1. Januar
9. Woche	9375 kcal	1339 kcal	1190 kcal

DIE BURGER-DIÄT

DER WEG - TEIL 2

Tag	Was habe ich gegessen/getrunken	kcal	Sport	Bemerkung	Gewicht
05. März 2007 Montag Tag 64	Big-Tasty-Maxi-Menü mit Pommes und doppelt Ketchup, Hamburger, Crispy Chicken-Caesar-Salat mit Croutons und Caesar-Dressing, 2,8 l kalorienfreie Getränke	2055 kcal		Und wieder ein wenig reingehauen, aber trotzdem noch ein kleines Kaloriendefizit. 100 kg, ich komme!	106,5 kg
06. März 2007 Dienstag Tag 65	McRib®-Spar-Menü mit Pommes und Ketchup, 1,9 l kalorienfreie Getränke	840 kcal		Ich fühle mich wieder auf Kurs. Die Hürde ist geschafft!	106,2 kg
07. März 2007 Mittwoch Tag 66	McRib®-Spar-Menü mit Pommes und Ketchup, Hamburger, 1,9 l kalorienfreie Getränke	1095 kcal		Der Tiefstand rückt wieder näher!	105,4 kg
08. März 2007 Donnerstag Tag 67	McRib®-Rustikal-Spar-Menü mit Pommes und Ketchup, 2,3 l kalorienfreie Getränke	975 kcal		Ich kann mich aktuell zum Sport nur sehr schwer motivieren.	104,9 kg
09. März 2007 Freitag Tag 68	McRib®-Spar-Menü mit Pommes und Ketchup, McFlurry® KITKAT, 2,2 l kalorienfreie Getränke	1215 kcal		Den Ausnahmetag habe ich wieder eingeholt. Nun gilt es, die 100-kg-Marke zu knacken.	104,4 kg
10. März 2007 Samstag Tag 69	2 Chickenburger, Crispy Chicken-Caesar-Salat mit Croutons und Caesar-Dressing, 2,9 l kalorienfreie Getränke	1120 kcal		Endlich wieder Tiefstand. Heute habe ich mir eine Tüte Chips gekauft. Sie liegt jedoch ungeöffnet im Auto.	103,5 kg
11. März 2007 Sonntag Tag 70	Hamburger, Crispy Chicken-Caesar-Salat mit Croutons und Caesar-Dressing, 2,3 l kalorienfreie Getränke	675 kcal		Und direkt wieder neuer Tiefstand. Jeden Tag spüre ich, wie die Hosen größer werden.	103,2 kg

Zeitraum	Gesamtkcal. 10. Woche	Tagesdurchschnittskcal. 10. Woche	Tagesdurchschnittskcal. seit dem 1. Januar
10. Woche	7975 kcal	1139 kcal	1185 kcal

6

DER WEG - TEIL 2 — DIE BURGER-DIÄT

Tag	Was habe ich gegessen/getrunken	kcal	Sport	Bemerkung	Gewicht
12. März 2007 Montag, Tag 71	Hamburger, Chickenburger	605 kcal	43 km mit meinem Rennrad	Wieder Tiefstand! Heute wurde ich so viel wie noch nie angesprochen. Fühlt sich toll an.	102,3 kg
13. März 2007 Dienstag, Tag 72	McRib®-Spar-Menü mit Pommes und Ketchup, Hamburger-Royal-TS®-Spar-Menü mit Pommes und Ketchup, Hamburger Royal TS®, McFlurry® mit Smarties, 1,9 l kalorienfreie Getränke	2640 kcal	20 Min. Krafttraining	Heute habe ich mich nicht gut gefühlt. Genau aus dem Grund habe ich auch richtig zugeschlagen. Irgendwie brauchte ich das für meine Psyche.	103,9 kg
14. März 2007 Mittwoch, Tag 73	Crispy Chicken-Caesar-Salat mit Croutons und Caesar-Dressing, 2,3 l kalorienfreie Getränke	420 kcal			103,8 kg
15. März 2007 Donnerstag, Tag 74	Hamburger, Crispy Chicken-Caesar-Salat mit Croutons und Caesar-Dressing, 2,3 l kalorienfreie Getränke	675 kcal	35 Min. Waldlauf mit fünf Intervallen	Heute fühle ich mich super. Ich glaube, dass ich bald die 100er-Marke knacke.	103,4 kg
16. März 2007 Freitag, Tag 75	Hamburger, Crispy Chicken-Caesar-Sala mit Croutons und Caesar-Dressing, 2,3 l kalorienfreie Getränke	675 kcal	1 Stunde Tennis und dann noch 35 Min. Waldlauf	Aktuell fühle ich mich täglich ein Stück ausgeglichener.	102,3 kg
17. März 2007 Samstag, Tag 76	McRib®-Spar-Menü mit Pommes und Ketchup, Hamburger, 3,0 l kalorienfreie Getränke	1095 kcal		Heute wurde ich wieder gefragt, womit man so schnell abnehmen kann.	102,1 kg
18. März 2007 Sonntag, Tag 77	McRib®-Spar-Menü mit Pommes und Ketchup, Hamburger, 3,0 l kalorienfreie Getränke	1095 kcal		Habe heute die ungeöffnete Chipstüte aus meinem Auto weggeschmissen! Sieger!	101,7 kg

Zeitraum	Gesamtkcal. 11. Woche	Tagesdurchschnittskcal. 11. Woche	Tagesdurchschnittskcal. seit dem 1. Januar
11. Woche	7205 kcal	1029 kcal	1171 kcal

DIE BURGER-DIÄT — DER WEG - TEIL 2

Tag	Was habe ich gegessen/getrunken	kcal	Sport	Bemerkung	Gewicht
19. März 2007 Montag, Tag 78	Big-Mac®-Spar-Menü mit Pommes und Ketchup, Chickenburger und 2,5 l kalorienfreie Getränke	1155 kcal	1 Stunde Tennis	Ich konnte bislang noch nie so genussvoll in einen Burger beißen.	101,6 kg
20. März 2007 Dienstag, Tag 79	Big-Tasty-Maxi-Menü mit Pommes und Ketchup, McRib®-Maxi-Menü mit Pommes und Ketchup, 3 Hamburger, 3 l kalorienfreie Getränke	3095 kcal		Heute habe ich einen spontanen Operationstermin für das Entfernen meiner Mandeln bekommen und habe für morgen 7 Uhr zugesagt.	101,2 kg
21. März 2007 Mittwoch, Tag 80	Aufgrund der Operation konnte bzw. wollte ich nichts essen. 0,3 l Wasser habe ich getrunken.	0 kcal	Aufgrund der OP nicht möglich	3, 2, 1 und da wirkt die Narkose auch schon.	103,1 kg
22. März 2007 Donnerstag, Tag 81	Heute konnte ich ein halbes weiches Brötchen und ein halbes Käsebrot essen. 0,8 l kalorienfreie Getränke	unbekannt	Aufgrund der OP nicht möglich	Schmerzen, Schmerzen, Schmerzen!	unbekannt
23. März 2007 Freitag, Tag 82	Erneut ein halbes Käsebrot, 40 g Vanilleeis, pürierter Blumenkohl, 1 l kalorienfreie Getränke	unbekannt	Aufgrund der OP nicht möglich	Schmerzen, jammern, Schmerzen, jammern, etc. Mir geht's wirklich nicht gut.	unbekannt
24. März 2007 Samstag, Tag 83	300 ml Götterspeise, Brötchen mit Butter und Marmelade, 1,2 l kalorienfreie Getränke	unbekannt	Aufgrund der OP nicht möglich	Heute geht's mir wieder besser. Die Schmerzen verlagern sich auf die Ohren.	unbekannt
25. März 2007 Sonntag, Tag 84	Kartoffelpüree, 40 g Vanilleeis, Käsebrot, 1,2 l kalorienfreie Getränke	unbekannt	Aufgrund der OP nicht möglich	Die Schmerzen sind wieder ein wenig zurückgegangen.	unbekannt

Zeitraum	Gesamtkcal. 12. Woche	Tagesdurchschnittskcal. 12. Woche	Tagesdurchschnittskcal. seit dem 1. Januar
12. Woche	unbekannt	unbekannt	1180 kcal

6.2 Mein 30. Geburtstag

Bin ich wirklich schon 30? Kann das sein? Die Zeit vergeht ja doch schneller, als man denkt. Aber es muss wohl stimmen. 61 Tage von der Diät hatte ich also schon um, und ich konnte gewichtsmäßig bereits einen guten Teilabschnitt erfolgreich hinter mich bringen. An diesem Tag sollte mich eine besondere Herausforderung erwarten: meine Geburtstagsparty war geplant mit einem kulinarischen Sechs-Gänge-Essen, jeder Menge Knabberkram zur freien Verfügung und mehr Alkohol, als jeder von uns trinken kann. Ich hatte die letzten Jahre so selten gefeiert, dass ich den runden Geburtstag mal etwas ausgiebiger begießen wollte. Ich hatte mir ganz bewusst für diesem Tag vorgenommen, mich nicht zurückzunehmen und auf nichts zu achten. Schließlich war ich eigentlich bis zu diesem Zeitpunkt sehr gut damit gefahren, endlich mal auf den Genießer in mir Rücksicht zu nehmen, sodass ich hier keine Ausnahme machen mochte. Dementsprechend hatte ich die Tage zuvor recht wenig gegessen, damit die Woche nicht allzu sehr aus der Reihe tanzte. Ich wollte diesen Abend genießen können, ohne über Nährwerte, Kalorien, Fett, Alkohol oder sonst etwas nachdenken zu müssen. Natürlich kamen bei dem Gedanken an die Party auch sofort die Zweifel und die Erfahrungen der letzten Diäten in mir hoch:

„Werde ich dieses Mal den Sprung zurück in den Diätalltag schaffen?"

Oder wird es so sein wie bei allen anderen Versuchen zuvor, und ich breche nach dem einen Ausnahmetag wieder ab? Hoffentlich werde ich nach der Feier wieder genauso motiviert und zielstrebig meinen Weg weitergehen wie vor der Feier."
Die Party war ein voller Erfolg. Es waren richtig viele von meinen Freunden und Verwandten gekommen, und so ziemlich jeder zweite hatte mich auf mein verändertes Aussehen angesprochen. Ich wollte

DIE BURGER-DIÄT   **DER WEG - TEIL 2**

zu dem Zeitpunkt noch niemandem erzählen, womit ich bisher so gut abgenommen hatte, deshalb habe ich nur „Sport und FdH" geantwortet. Im Grunde war es ja auch so.

An diesem Abend konnte ich mich seit Jahren zum ersten Mal wieder so richtig fallen lassen und die Party genießen. Das Essen war lecker, ich habe Chips, Süßigkeiten und auch Alkohol ohne Rücksicht auf die Kalorien oder auf die Blicke der anderen genießen können. Das war eine absolute Neuerung für mich, denn als Dicker ist man es eigentlich gewöhnt, auf Partys ein schlechtes Gewissen bei jedem Kartoffel-nachschlag, jedem Griff in die Chipsschale und jedem Bier zu haben. Diesmal war es jedoch völlig anders. Und das lag zum einen daran, dass ich innerlich wusste, dass ich am nächsten Tag keine Probleme haben würde, meine Diät fortzusetzen. Zum anderen haben mich natürlich auch die vielen Sprüche über meine Gewichtsabnahme extrem motiviert und bestärkt. „Hey Maik, was hast du denn gemacht?" „Alter Schwede, hast du abgenommen! Wie hast du das gemacht? Ich muss auch unbedingt wieder abnehmen ..." Hätte ich Ihnen gesagt, womit ich abgenommen habe, hätte es mir wohl eh keiner geglaubt. Also habe ich es bei meiner Standardaussage „Sport plus FdH" und einem verschmitzten Lächeln belassen. Sie würden es noch früh genug erfahren.

Überraschenderweise hatte ich am Tag meiner Party kaum Hunger und habe im Vergleich zu den meisten anderen relativ wenig gegessen. Ich vermute, dass sich mein Magen bereits so sehr daran gewöhnt hatte, mit wenig Inhalt satt zu sein, dass ich mich hier gar nicht großartig zurücknehmen musste, selbst wenn ich es gewollt hätte. Ich schätze, dass ich an dem Tag ca. 3000 kcal zu mir genommen habe, vielleicht waren es auch mehr.

Und wie erwartet hatte ich am nächsten Tag überhaupt keine Probleme, den Diätalltag der letzten drei Monate wieder aufzunehmen. Etwas unausgeschlafen, aber mit der gleichen Vorfreude auf das Essen bin ich am Tag nach der Party mittags wieder zu

McDonald's gegangen und habe genüsslich mein Burger-Menü gegessen. Ich habe sogar an den beiden darauffolgenden Tagen überdurchschnittlich viel gegessen. Und ich fühlte mich fantastisch dabei, fast wie in einem Rausch. Nicht der Rausch des Essens hatte mich hier erfasst, sondern einzig und allein die Gewissheit, dass ich vielleicht zum ersten Mal eine Diät wirklich durchhalten würde, bis ich schlank bin. Meine Diät, mein Experiment hatte die schwierigste Feuertaufe bestanden.

> „Diese Erkenntnis war für mich vielleicht mein größtes Geburtstagsgeschenk."

6.3 Tag 65

Nach dem Auf und Ab der letzten 14 Tage fühle ich mich wieder auf Kurs. Ich bin mir schon bewusst darüber, dass es nicht jeden Tag ein halbes Kilo runtergehen kann. Aber schön wäre es dennoch. Heute saß ich relativ lange im McDonald's-Restaurant in Cloppenburg und habe die Leute beobachtet. Früher hätte ich nie wahrgenommen, dass übergewichtige Menschen durchschnittlich wirklich wesentlich mehr bestellen und dann auch essen als normalgewichtige. Auch bei mir trifft diese Beobachtung völlig zu. Früher habe ich mir zur Selbstbestätigung neben einem Menü immer noch einen weiteren Burger oder auch mal zwei oder drei bestellt. Schöngeredet habe ich mir das mit dem Standardsatz: „Heute hast du dir das aber auch verdient", oder auch „Heute noch ... und morgen fängst du dann mit einer Diät an". Ich bin mir sicher, dass ich mit diesem Verhalten nicht alleine bin. Und wie schon an anderer Stelle im Tagebuch vermerkt, ist der Hunger nicht der Auslöser für dieses Verhalten.

Am heutigen Tag gab es wieder mein Lieblingsessen, nämlich einen McRib® mit Pommes und Ketchup. Wenn ich einen McRib® esse, dann verliere ich jeden Gedanken an Verzicht. Getrunken habe ich heute 0,4 l Cola light und 1,5 l Wasser. Ich bin mir bewusst, dass das nicht wirklich viel für einen ganzen Tag ist. Aber ich fühle mich besser und ausgeglichener als früher, wo ich 5000 kcal zu mir genommen habe. Daraus ergibt sich somit eine Tageskalorienzahl von 840 kcal.

6.4 Woche 13 - 15

Tag	Was habe ich gegessen/getrunken	kcal	Sport	Bemerkung	Gewicht
26. März 2007 Montag, Tag 85	40 g Vanilleeis, Brötchen mit Butter und Marmelade, 150 ml Götterspeise, 1,1 l kalorienfreie Getränke	unbekannt	Aufgrund der OP nicht möglich	Die Schmerzen beim Schlucken sind immer noch sehr stark. Hoffentlich werde ich morgen entlassen.	unbekannt
27. März 2007 Dienstag, Tag 86	Spaghetti ohne Soße, 150 ml Götterspeise, Käsebrot mit Marmelade, 1 l kalorienfreie Getränke	unbekannt	In 14 Tagen darf ich wieder	Heute wurde ich um 8 Uhr entlassen. Um 11 Uhr war ich wieder im Krankenhaus.	99,2 kg
28. März 2007 Mittwoch, Tag 87	Spaghetti mit 2 Spiegeleiern und Ketchup, Filet-o-Fish®, 2,3 l kalorienfreie Getränke	unbekannt	In 13 Tagen darf ich wieder	Endlich wieder zu Hause. Der Blick auf die Waage entschädigt für die Schmerzen.	98,5 kg
29. März 2007 Donnerstag, Tag 88	Rotbarsch mit Kartoffeln und Kräutersoße, 3 Kugeln Eis, 1,3 l kalorienfreie Getränke	unbekannt	In 12 Tagen darf ich wieder	Hoffentlich gibt mir der Arzt am Samstag wieder das O.K. für freie Essenswahl.	98,7 kg
30. März 2007 Freitag, Tag 89	Texaseintopf, vegetarisches Sushi, 2,2 l kalorienfreie Getränke	unbekannt	In 11 Tagen darf ich wieder	Ohne Schmerzmittel hätte ich den Tag nur schwer überstanden.	99,7 kg
31. März 2007 Samstag, Tag 90	Spaghetti mit Ketchup, 2,2 l kalorienfreie Getränke	unbekannt	In 10 Tagen darf ich wieder	Heute hat mir der Arzt das O.K. für die freie Essenswahl gegeben. Ich freue mich schon.	100,9 kg
01. April 2007 Sonntag, Tag 91	Chicken-Delhi-Katess-Spar-Menü mit Pommes und Ketchup, 1,6 l	825 kcal	In 9 Tagen darf ich wieder	Zurück in der Burger-Diät. Ich habe leider immer noch Schmerzen von der OP.	100,2 kg

Zeitraum	Gesamtkcal. Woche	Tagesdurchschnittskcal. 13. Woche	Tagesdurchschnittskcal. seit dem 1. Januar
13. Woche	unbekannt	unbekannt	1176 kcal

DIE BURGER-DIÄT — DER WEG - TEIL 2

Tag	Was habe ich gegessen/getrunken	kcal	Sport	Bemerkung	Gewicht
02. April 2007 Montag, Tag 92	Chicken-Delhi-Katess-Spar-Menü mit Pommes und Ketchup, 2,1 l kalorienfreie Getränke	825 kcal	In 8 Tagen darf ich wieder	Was ist denn der „Chicken Dehli Katess" bitte für ein geiler Burger?	99,9 kg
03. April 2007 Dienstag, Tag 93	Chicken-Delhi-Katess, Pork Rojahal, 2,5 l kalorienfreie Getränke	1050 kcal	In 7 Tagen darf ich wieder	Diese Aktion macht die Diät für mich noch leichter. Zwei riesige Burger und nur 1050 kcal.	99,4 kg
04. April 2007 Mittwoch, Tag 94	Chicken Delhi Katess, Pork Rojahal, 2,5 l kalorienfreie Getränke, 100 ml Milch	1093 kcal	In 6 Tagen darf ich wieder	Die dauerhaften Schmerzen sind verschwunden, lediglich beim Schlucken habe ich noch leichte Probleme.	99,1 kg
05. April 2007 Donnerstag, Tag 95	2 Pork Rojahal, Asia-Salat mit Asia-Dressing, McSundae® Schoko-Kirsch, Fruit & Joghurt, 2,7 l kalorienfreie Getränke	1926 kcal	In 5 Tagen darf ich wieder	Ich sehne mich total nach körperlicher Betätigung. Heute habe ich mir mal ein paar ausgesuchte Köstlichkeiten mehr gegönnt.	98,9 kg
06. April 2007 Freitag, Tag 96	Chicken Delhi Katess, Pork Rojahal, McSundae® Schoko-Kirsch, 2,5 l kalorienfreie Getränke	1395 kcal	In 4 Tagen darf ich wieder	Ein neuer Tiefstand ist immer wieder ein besonderes Gefühl.	98,1 kg
07. April 2007 Samstag, Tag 97	Chicken Delhi Katess, Asia-Salat mit Asia-Dressing, Pork Rojahal, McFlurry® Amarena Crisp, 2,5 l kalorienfreie Getränke	1626 kcal	In 3 Tagen darf ich wieder	Noch 12,8 kg bis zum Ziel.	98,0 kg
08. April 2007 Sonntag, Tag 98	Pork-Rojahal-Maxi-Menü mit Pommes und Ketchup, Pork Rojahal, McFlurry® Amarena Crisp, Filet-o-Fish®, 2,2 l kalorienfreie Getränke	2335 kcal	In 2 Tagen darf ich wieder	Ich habe mich heute total über eine Person aus meinem Umfeld geärgert. Aus Frust habe ich dann über die Stränge geschlagen.	98,5 kg

Zeitraum	Gesamtkcal. 14. Woche	Tagesdurchschnittkcal. 14. Woche	Tagesdurchschnittkcal. seit dem 1. Januar
14. Woche	10250 kcal	1464 kcal	1199 kcal

DER WEG - TEIL 2 — DIE BURGER-DIÄT

6

Tag	Was habe ich gegessen/getrunken	kcal	Sport	Bemerkung	Gewicht
09. April 2007 Montag, Tag 99	McRib®-Maxi-Menü mit Pommes, Pork Rojahal, Filet-o-Fish®, McFlurry® Amarena Crisp, 1,4 l kalorienfreie Getränke, 0,3 l Milch	2210 kcal	Morgen darf ich wieder	Ich ärgere mich über mich selbst ... aber die Entscheidung, was man macht, liegt bei einem selbst.	99,5 kg
10. April 2007 Dienstag, Tag 100	Asia-Salat mit Asia-Dressing, Fakir-Röllchen, 1,7 l kalorienfreie Getränke	502 kcal	1 Stunde Tennis	Endlich wieder Sport.	99,9 kg
11. April 2007 Mittwoch, Tag 101	Pork-Rojahal-Spar-Menü mit Pommes und Ketchup, 2,2 l kalorienfreie Getränke	945 kcal	1 Stunde Tennis	Mir geht's super! Ich habe das Gefühl, dass alles in die richtige Richtung geht.	99,2 kg
12. April 2007 Donnerstag, Tag 102	Pork-Rojahal-Spar-Menü mit Pommes und Ketchup, 2,3 l kalorienfreie Getränke	945 kcal		Ich würde sagen, dass ich nach der Operation wieder bei 100 % bin.	97,9 kg
13. April 2007 Freitag, Tag 103	Pork-Rojahal-Spar-Menü mit Pommes und Ketchup, Hamburger, Chickenburger, Cheeseburger, 2 McFlurry® Amarena Crisp, 1,7 l kalorienfreie Getränke	2500 kcal	40 Min. Jogging	Stress ist diese Diät für mich gar nicht. Lediglich bei gesellschaftlichen Verpflichtungen ist es manchmal hart, abstinent zu bleiben.	97,9 kg
14. April 2007 Samstag, Tag 104	Asia-Salat mit Asia-Dressing, Hamburger, 2,9 l kalorienfr. Getränke	506 kcal		Tiefstand! Das bedeutet gute Laune und Motivation.	97,7 kg
15. April 2007 Sonntag, Tag 105	Asia-Salat mit Asia-Dressing, Hamburger, 2,8 l kalorienfreie Getränke	506 kcal	55 Min. Jogging	Und direkt nochmal ein Stück tiefer.	97,3 kg

Zeitraum	Gesamtkcal. 15. Woche	Tagesdurchschnittkcal. 15. Woche	Tagesdurchschnittkcal. seit dem 1. Januar
15. Woche	8114 kcal	1159 kcal	1196 kcal

6.5 Auszeit durch Mandel- OP

Man findet immer eine Ausrede, etwas nicht machen zu müssen, wenn man nach ihr sucht. Aber alles, was man braucht, ist ein einziger Grund, um etwas zu machen. Man hat schließlich nur dieses eine Leben.

Das waren unter anderem meine Gedanken, als ich mich entschieden hatte, mit der Burger-Diät endlich erfolgreich den Kampf gegen mein Übergewicht aufzunehmen. Damals wusste ich bereits, dass in den nächsten Monaten eine Mandel-OP anstehen würde. Als dann im März ganz kurzfristig ein Termin für mich frei wurde, habe ich mich direkt zu diesem Eingriff entschieden. Solche Ereignisse gehören einfach zum Leben dazu. Da kann ich mich doch nicht einfach von meinem Weg abbringen lassen. Früher habe ich das jedoch immer gemacht. Da wäre ein solches Ereignis ein willkommener Grund gewesen, um die Diät zu verschieben, um sie an dieser Stelle abzubrechen oder sogar um sie vor der OP schon abzubrechen (Zitat des inneren Schweinehundes: „Der Muskelkater ist wirklich stark. Außerdem hast du ja eh bald die Mandel-Operation. Da kannst du deine Diät dann ja auch gar nicht fortführen. Brich ab und fang nach der OP noch mal von vorne an." – Zitat Ende)

Doch diesmal habe ich nicht auf die willkommene Selbstlüge gehört. Der entscheidende Unterschied zu früher war einfach wieder, dass es mir nach den Tagen im Krankenhaus überhaupt nicht schwer fiel, direkt wieder Burger und Co zu essen. Schließlich ist das ja immer noch mein Lieblingsessen.

Natürlich habe ich während des Krankenhausaufenthaltes und der Rehabilitation die Essensanweisungen der Mediziner eingehalten und berücksichtigt.

Aber nach dem üblichen Krankenhausessen konnte ich es gar nicht abwarten, wieder mein Leibgericht essen zu dürfen. Dass ich im Krankenhaus mehr essen durfte und bei McDonald's dann wiederum weniger essen konnte, war für mich dabei wirklich überhaupt kein Argument.

Aus der Krankenhauszeit und der damit verbundenen Zwangspause von meiner Diät habe ich zwei Dinge mitgenommen: Erstens habe ich noch einmal festgestellt, wie viel stärker mein psychologischer Hunger im Vergleich zu meinem eigentlichen Ernährungshunger ist. Und zweitens habe ich gemerkt, wie wichtig es ist, diese notwendigen und manchmal auch ungeplanten Ereignisse anzunehmen und sie nicht als Ausrede zu missbrauchen.

Die acht Tage im Krankenhaus waren von den Schmerzen nach der Operation her schon das Heftigste, was ich bisher bewusst in meinem Leben erlebt habe. Die Schmerzen wurden dann jedoch von Tag zu Tag weniger. Und ich bin stolz darauf, dass ich auch in diesen Tagen mein Ziel stetig im Blick behalten habe.

Ausreden betrachte ich nun deutlich selbstkritischer und auch selbstsicherer als vorher. Denn innerhalb eines halben Jahres passieren immer Dinge, die nicht vorhersehbar sind. Wer eine Ausrede sucht, der wird sie immer finden. Und an dieser Stelle die Diät aufzugeben oder sie deswegen zu verschieben, wäre sehr einfach und bequem gewesen. Aber es wäre ein weiteres Kapitel meiner eigenen Liste der Inkonsequenz geworden, und das wollte ich nicht. Schließlich hatte ich ein Ziel, und das wollte ich diesmal endlich erreichen.

„Wenn nicht jetzt, wann dann?"

6.6 Tag 90

Es ist Halbzeit.

Rückblickend auf die letzten 90 Tage kam es mir gar nicht wie ein Vierteljahr vor. Ich bin wirklich stolz, dass ich die erste Hälfte so erfolgreich hinter mich gebracht habe. Die letzten Tage waren aufgrund der OP sicherlich ein wenig anders zu bewerten. Jedoch bin ich total froh, dass ich mich so spontan für diese Operation entschieden habe. Auch dass ich die 100-kg-Marke knacken konnte, ist ein völlig neues Lebensgefühl für mich. Die Mitmenschen betrachten mich immer seltener als „Dicken". Ich sehe mich selbst jedoch noch anders. Jetzt, wo die Leute einen nicht mehr damit ärgern können, fällt mir richtig auf, wie oft ich scherzhaft oder auch völlig bewusst und absichtlich mit „Dicker", „Dickbauchbarbie", oder auch „Möpschen" angesprochen wurde. Wie dann die Worte in meiner Abwesenheit aussahen, möchte ich mir lieber nicht vorstellen. Einigen früheren Redensführern habe ich nun bereits jegliche Munition genommen und das Blatt eher sogar umgedreht. Ich bin gespannt, wie das mit 90 kg erst wird.

Aufgrund meiner Operation habe ich heute ein wenig Spaghetti mit Ketchup gegessen. Am späten Nachmittag habe ich dann das O.K. für meine freie Essenswahl bekommen. Morgen gibt's dann wieder was Leckeres von McDonald's. Ich bin schon ganz gespannt, ob es eine neue Aktion gibt. Getrunken habe ich heute 1,6 l Cola light und 0,6 l Wasser.

DER WEG - TEIL 2 — DIE BURGER-DIÄT

6.7 Woche 16-19

Tag	Was habe ich gegessen/getrunken	kcal	Sport	Bemerkung	Gewicht
16. April 2007 Montag Tag 106	Pork-Rojahal-Spar-Menü mit Pommes u. Ketchup, Chicken Delhi Katess, 3,4 l kalorienfreie Getränke	1410 kcal	50 km mit meinem Rennrad	Ich schlafe mittlerweile besser, fühle mich fit, stehe mit Begeisterung auf.	96,9 kg
17. April 2007 Dienstag, Tag 107	Pork-Rojahal-Spar-Menü mit Pommes und Ketchup, Hamburger, Cheeseburger, Chickenburger, McRib®, McFlurry® Amarena Crisp, 2,7 l kalorienfreie Getränke	2655 kcal	1 Stunde Tennis	Mir fällt der Sport leichter. Ich bin erstaunt, wie sehr man sich das Ganze früher schöngeredet hat. Habe heute mehr gegessen.	96,9 kg
18. April 2007 Mittwoch, Tag 108	Pork-Rojahal-Spar-Menü mit Pommes und Ketchup, Filet-o-Fish®, 2,3 l kalorienfreie Getränke	1295 kcal		Fühle mich nicht gut. Der Frust über den gestrigen Tag und das Kilo mehr belasten.	97,9 kg
19. April 2007 Donnerstag, Tag 109	Pork-Rojahal-Maxi-Menü mit Pommes, Hamburger, Cheeseburger, Chickenburger, McRib®, Big Mac®, McFlurry® Amarena Crisp, 2,9 l kalorienfreie Getränke	3260 kcal		Heute war der Frust noch größer. Und morgen wird's vermutlich noch schlimmer werden.	99,5 kg
20. April 2007 Freitag, Tag 110	Pork-Rojahal-Maxi-Menü, Pommes u. Ketchup, Big-Mac®-Maxi-Menü mit Pommes, Hamburger, Cheeseburger, Filet-o-Fish®, Chickenburger, 6er Chicken-McNuggets®, 2,9 l kalorienfreie Getränke	3545 kcal		Mir fällt zu meinem Essverhalten nichts mehr ein. Ich merke ganz deutlich: Frust = Essattacke. Das alte Schema. Ich ärgere mich total über mich selbst!	99,9 kg
21. April 2007 Samstag Tag 111	2,5 l kalorienfreie Getränke	0 kcal		Ich habe das Essen mehr oder minder vergessen.	99,6 kg
22. April 2007 Sonntag, Tag 112	2 Hamburger, Asia-Salat mit Asia-Dressing, 2,5 l kalorienfreie Getränke	761 kcal		Mir geht's super! Der Rutsch auf der Waage motiviert natürlich noch zusätzlich.	97,9 kg

Zeitraum	Gesamtkcal. 16. Woche	Tagesdurchschnittskcal. 16. Woche	Tagesdurchschnittskcal. seit dem 1. Januar
16. Woche	12926 kcal	1846 kcal	1240 kcal

DIE BURGER-DIÄT

DER WEG - TEIL 2

Tag	Was habe ich gegessen/getrunken	kcal	Sport	Bemerkung	Gewicht
23. April 2007 Montag, Tag 113	9er Chicken-McNuggets®, Hamburger, mittlere Pommes, McFlurry® Amarena Crisp, Curry-Sauce, Barbecue-Sauce, 2,3 l kalorienfreie Getränke	1410 kcal		Wow, endlich wieder Tiefstand. Heute habe ich wieder den großen Heißhunger.	96,3 kg
24. April 2007 Dienstag, Tag 114	Chicken-Delhi-Katess-Maxi-Menü mit Pommes und Ketchup, Chicken-Wrap, 2,8 l kalorienfreie Getränke	1270 kcal		Zum Sport fehlt mir aktuell ziemlich die Motivation. Der Sommer kommt u. ich sehne mich nach einer Grillparty.	96,1 kg
25. April 2007 Mittwoch, Tag 115	Big-Mac®-Spar-Menü mit Pommes und Ketchup, McFlurry® Amarena Crisp, 2,2 l kalorienfreie Getränke	1180 kcal		Mir geht's super, ich habe wieder einen tollen Rhythmus, was das Essen angeht.	96,3 kg
26. April 2007 Donnerstag, Tag 116	3er Chicken-Selects™, Chicken-Wrap, mittlere Pommes, Los Kartoffos, Sour-Cream-Dip, Cayennepfeffer-Dip, 2,0 l kalorienfreie Getränke	1521 kcal		Heute gab es bei McDo. wieder eine neue Aktion. Wie immer sehr lecker.	95,9 kg
27. April 2007 Freitag, Tag 117	3er Chicken-Selects™, McRib®-Maxi-Menü mit Pommes und Ketchup, Chickenburger, Chicken-Wrap, McFlurry® Amarena Crisp, Honig-Senf-Dip, Ranch-Dip, 3,3 l kalorienfreie Getränke	2662 kcal		Heute habe ich mich überfressen! Aus der Gemütlichkeit heraus hat sich das einfach so ergeben.	95,8 kg
28. April 2007 Samstag, Tag 118	McRib®-Maxi-Menü mit Pommes und Ketchup, Big-Mac®-Maxi-Menü mit Pommes und Ketchup, Hamburger, 6er Chicken-McNuggets®, McSundae® mit Schokosauce, Mayonnaise, 2,8 l kalorienfreie Getränke	2880 kcal		Irgendwie bin ich wieder in meinen alten Rhythmus gefallen. Aber das Ziel habe ich nicht aus den Augen verloren.	96,7 kg
29. April 2007 Sonntag, Tag 119	3 McRib®, große Pommes, Chicken-Wrap, Chickenburger, 3,0 l kalorienfreie Getränke	2575 kcal		Heute wurde McDonald's bei Sabine Christiansen ziemlich angeprangert.	97,5 kg

Zeitraum	Gesamtkcal. 17. Woche	Tagesdurchschnittkcal. 17. Woche	Tagesdurchschnittkcal. seit dem 1. Januar
17. Woche	13498 kcal	1928 kcal	1284 kcal

DER WEG - TEIL 2 — DIE BURGER-DIÄT

6

Tag	Was habe ich gegessen/getrunken	kcal	Sport	Bemerkung	Gewicht
30. April 2007 Montag, Tag 120	2 Rouladen, Kroketten, Salat und Eis mit Himbeeren	ca. 1500 kcal		Der gesellschaftliche Zwang auf einer Hochzeit hat wieder zugeschlagen.	98,4 kg
01. Mai 2007 Dienstag, Tag 121	2 Big-Tasty-Maxi-Menüs mit Pommes, 2 Filet-o-Fish®, Hamburger Royal TS®, Ketchup, 2,7 l kalorienfreie Getränke	3940 kcal		Und wieder mal ein krasser Tag. Ich sollte mich langsam mal wieder auf mein Ziel konzentrieren.	98,6 kg
02. Mai 2007 Mittwoch, Tag 122	McRib®-Maxi-Menü mit Pommes und Mayonnaise, Big-Mac®-Maxi-Menü mit Pommes und Ketchup, McFlurry® mit Smarties, 2,3 l kalorienfreie Getränke	2425 kcal	60 Min. Jogging	Endlich wieder eine tolle Sporteinheit. Ich fühle mich gleich deutlich ausgeglichener.	98,2 kg
03. Mai 2007 Donnerstag, Tag 123	Chicken Delhi Katess, 2,3 l kalorienfreie Getränke	465 kcal		Mir geht's heute wieder super!	97,6 kg
04. Mai 2007 Freitag, Tag 124	Chicken Mythic, 2,6 l kalorienfreie Getränke	690 kcal	35 Min. Jogging	Auch heute fühle ich mich durch die Sporteinheit einfach freier und lockerer.	96,1 kg
05. Mai 2007 Samstag, Tag 125	Chicken-Selects™-Spar-Menü mit Pommes und Cayennepfeffer-Dip, McFlurry® Amarena Crisp, 3,1 l kalorienfreie Getränke	1122 kcal	55 Min. Jogging	Wieder Tiefstand und wieder die Frage, womit ich so stark abgenommen habe.	95,3 kg
06. Mai 2007 Sonntag, Tag 126	McRib®-Spar-Menü mit Pommes und Ketchup, Hamburger Royal TS®, 2,6 l kalorienfreie Getränke	2563 kcal	65 Min. Jogging	Und direkt wieder Tiefstand. Stück für Stück geht das Gewicht runter und ich komme meinem Ziel immer näher.	94,9 kg

Zeitraum	Gesamtkcal. 18. Woche	Tagesdurchschnittskcal. 18. Woche	Tagesdurchschnittskcal. seit dem 1. Januar
18. Woche	12705 kcal	1815 kcal	1316 kcal

DIE BURGER-DIÄT   **DER WEG - TEIL 2**

Tag	Was habe ich gegessen/getrunken	kcal	Sport	Bemerkung	Gewicht
07. Mai 2007 Montag, Tag 127	McRib®-Spar-Menü mit Pommes und Ketchup, Hamburger Royal TS®, 3,1 l kalorienfreie Getränke	1380 kcal		Heute war ich ein wenig demotiviert. Ich weiß, dass ich mein Ziel erreichen werde.	95,8 kg
08. Mai 2007 Dienstag, Tag 128	McRib®-Maxi-Menü mit Pommes und Ketchup, Hamburger Royal TS®, McFlurry® Amarena Crisp, 2,6 l kalorienfreie Getränke	1705 kcal		Heute ging es mir schlechter als gestern. Es wird offensichtlicher, dass bei mir nur die Psyche die Hürde ist.	97,2 kg
09. Mai 2007 Mittwoch, Tag 129	McRib®-Maxi-Menü mit Pommes und Ketchup, Hamburger Royal TS®, McFlurry® mit Smarties, 3,0 l kalorienfreie Getränke	1870 kcal		Jeden Tag wird mir bewusster, dass man durch Essen keine Probleme und Sorgen aus der Welt schafft.	97,4 kg
10. Mai 2007 Donnerstag, Tag 130	Crispy Chicken-Caesar Salad mit Caesar-Dressing, 2,9 l kalorienfreie Getränke	355 kcal		Es ist echt schizophren, wie oft ich gedanklich an den gleichen Stellen hänge.	97,5 kg
11. Mai 2007 Freitag, Tag 131	McRib®-Maxi-Menü mit Pommes und Ketchup, Chicken Mythic, McFlurry® Amarena Crisp, 2,6 l kalorienfreie Getränke	1985 kcal		Wieso versuche ich mal wieder, mich mit Essen zu belohnen?	96,5 kg
12. Mai 2007 Samstag, Tag 132	McRib®-Maxi-Menü mit Pommes und Ketchup, 2 Big Mac®, 2 Hamburger, 3 Chickenburger, 2,8 l kalorienfreie Getränke	3520 kcal		Ich schiebe seit Tagen unangenehme Aufgaben vor mir her und sage mir immer: „Morgen geht's los!"	96,1 kg
13. Mai 2007 Sonntag, Tag 133	McRib®-Maxi-Menü mit Pommes und Ketchup, Big-Mac®-Maxi-Menü mit Pommes, 2 Chickenburger, 2,6 l kalorienfreie Getränke	3130 kcal		Heute kann ich nur das Gleiche wie gestern schreiben.	97,3 kg

Zeitraum	Gesamtkcal. 19. Woche	Tagesdurchschnittskcal. 19. Woche	Tagesdurchschnittskcal. seit dem 1. Januar
19. Woche	13945 kcal	1992 kcal	1355 kcal

6

6.8 Tag 125
Nur noch 10,1 kg vom Ziel entfernt.

Heute haben mich wieder mehrere Leute auf meine Diät angesprochen. Niemand kann sich erklären, womit ich so schnell abnehme. Da gehen die wildesten Gerüchte in der Firma rum, angefangen bei ausgiebigem Drogenkonsum bis hin zur Nulldiät ist da alles dabei. Wenn ich denen nun sagen würde, dass ich nur noch bei McDonald's esse, dann würden die mich lediglich auslachen. Die wenigen Leute, die aus meinem direkten Umfeld davon wissen, haben ja schon Probleme, diese auf den ersten Blick schizophrene Diät gedanklich zu verstehen. Langsam macht mir dieses Spiel mit den Leuten richtig Spaß.

Beim Jogging ist es so, dass ich auch deutlich längere Strecken laufen könnte. Hier will ich mich jedoch nicht verausgaben und durch überzogenen Aktionismus meine Motivation zerstören. Ich fühle mich ja noch voll auf Kurs.

Gedippt, geknuspert und geschlickert habe ich heute bei meiner Essensauswahl. Zum Mittag habe ich ein Chicken-Selects™-Spar-Menü mit Pommes und Cayennepfeffer-Dip gegessen. Abends habe ich mir dann noch einen leckeren McFlurry® Amarena Crisp gegönnt. Daraus ergibt sich somit eine Tageskalorienzahl von 1122 kcal.

6.9 Salat

Bis zum 1.1.2007 habe ich Salate immer mit Diäten, mit Pflichten, mit mangelnder Befriedigung beim Essen, mit halben Sattmachern, mit etwas Negativem verbunden. Wenn ich mit Freunden in einer Pizzeria essen war, habe ich mir häufig einen Salat bestellt, um unangenehmen Fragen und Blicken zu entgehen, selbst wenn ich mir die z. T. sicher nur eingebildet habe. Der Salat an sich hat mir immer nur vor Augen geführt, dass ich dick bin und bei all meinen Diäten bisher versagt habe. Wenn ich an einen kommenden, weiteren Diät-

DIE BURGER-DIÄT   DER WEG - TEIL 2

versuch gedacht habe, wusste ich: „Ab jetzt ist wieder Salatzeit, du willst schließlich abnehmen!"

„Ich habe Salate gehasst!"

Umso mehr habe ich mich zu Anfang auf die Burger-Diät gefreut, schließlich wollte ich ja nicht mit den Salaten bei McDonald's abnehmen, sondern mit den McRibs, Big Macs, Chicken McNuggets und mit Pommes. Der Salat durfte bleiben, wo der Pfeffer wächst!
Aber im Laufe der Burger-Diät ist etwas Seltsames passiert, etwas mit dem ich nie im Leben gerechnet hätte.
Ich steckte gerade voll in der zweiten Hälfte meiner Diät. Die Burger schmeckten mir noch genauso gut wie am ersten Tag und ich war guter Dinge, was das Erreichen meines Ziels anging. Aber es war in den letzten Wochen immer häufiger vorgekommen, dass ich mir z. B. als Abendessen einen Salat bestellt habe. Ich hatte ehrlich gesagt nicht darüber nachgedacht, es war ja ein „Fast-Food-Salat", keiner dieser Diätsalate von damals. Aber die Salate schmeckten mir mit einem Mal verdammt gut. Abgesehen davon, dass sie wenig Kalorien haben, konnte ich erstmals den Geschmack an sich genießen, weil keine psychische Barriere im Hinterkopf existierte, die mir sagte: „Du entbehrst hier gerade etwas."
Wenn ich heute – nach dem Ende der Burger-Diät – in einem Restaurant auf die Speisekarte schaue, ist ein Salat für mich genauso ein Gericht wie ein Grillteller. Wenn ich Lust darauf habe, bestelle ich mir einen. Schließlich können Salate wirklich so richtig lecker schmecken! Ich hätte früher nie von mir erwartet, dies einmal sagen, geschweige denn schreiben zu können.
An diesem Beispiel habe ich selber auch wieder gut erkannt, wie viele Zwänge es in meinem Essverhalten gab. Ich bin sehr froh, dass ich einige davon durch die Burger-Diät abbauen konnte.

MOTIVATION

„SICHTBARE ERFOLGE UND EIN KONKRETES ZIEL HABEN MICH MOTIVIERT!"

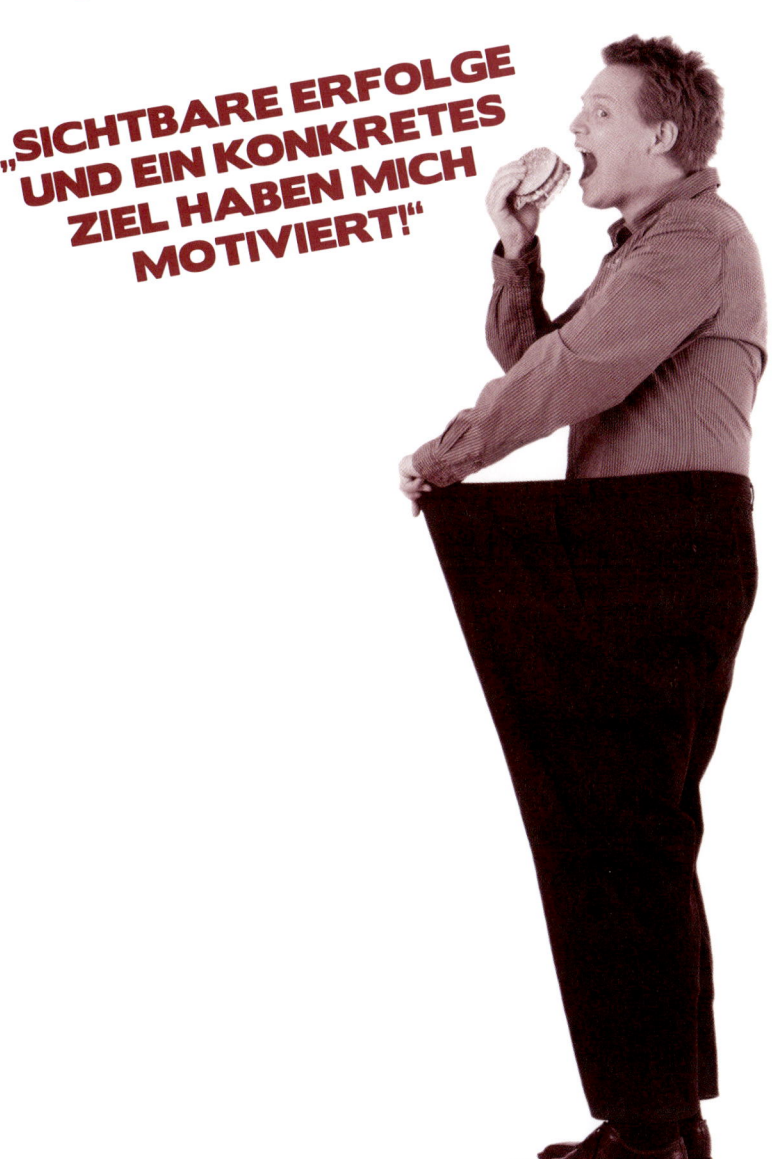

7.1 Motivationshilfen

Die definitiv größte Motivationshilfe war, wie bereits mehrfach erwähnt, dass ich an jedem Tag der Burger-Diät bei McDonald's essen gehen konnte. Das hat mir einfach den psychologischen Zwang des „was Verpassens" genommen. Vor der Diät habe ich meistens nur heimlich bei McDonald's gegessen. Und dann auch darauf geachtet, dort nicht gesehen zu werden. Jetzt habe ich es jeden Tag aufs Neue genossen, mit meiner Freundin, einem Freund oder einem Kollegen dort essen zu gehen. Nur in den Anfangswochen war es noch komisch. Als die ersten 15 kg weg waren, bin ich jeden Tag voller Stolz in eine McDonald's-Filiale gegangen.

Aber es gab natürlich noch viele kleinere Motivationsfaktoren, die da wären:

· **Das Tagebuchschreiben** und das damit wirklich bewusste Wahrnehmen des Alltags. Wie auch schon erwähnt, habe ich mir damit diverse Dinge bewusstgemacht, die ich vorher nur unbewusst gemacht habe.

· **Ein konkretes Ziel haben.** In meinem Fall waren es die 35 kg in 180 Tagen. „Konkret" heißt für mich mittlerweile auch, dass ich es schriftlich fixiere und dann weitere Teilziele definiere. Jedes erreichte Teilziel brachte mir einen neuen Motivationsschub. Wenn ich früher einfach nur abnehmen wollte, war ich nach kurzer Zeit frustriert, dass es nicht schneller funktioniert hat. Jetzt wusste ich, wie viel kg Gewichtsverlust ich in welcher Zeit ungefähr erwarten konnte. Das hat wirklich unheimlich geholfen.

· **Eine konkrete Lebensplanung** war für mich auch sehr wichtig. Denn diese hat mir erst die nötige Ruhe und Kraft gegeben. Früher habe ich an zehn Baustellen gleichzeitig gedanklich arbeiten müssen. Bereits im Vorfeld der Burger-Diät habe ich meine Priorität ganz klar festgelegt und mir damit viel Platz im Kopf geschaffen.

· **Ich habe ganz bewusst einige Leute in mein Vorhaben einge-**

weiht. Damit hatte ich jederzeit den nötigen Druck, dieses Unterfangen auch durchzuziehen. Außerdem haben mich diese Leute auch mehrfach während dieses langen Weges positiv unterstützt und mich darin bestärkt. Ganz besonders möchte ich da meiner Freundin danken. Sie hat sechs Monate auf einiges verzichten müssen, nur damit ich meine verrückte Idee erfolgreich zu Ende bringen konnte. Entschuldigung und danke mein Schatz, ich liebe Dich!

- **Eine weitere große Motivationshilfe gab mir der Sport.** Ich musste mich zwar erst aufraffen, um etwas zu tun, aber wenn ich dann erst einmal in Bewegung war, hat mir der Sport sehr dabei geholfen, mein Ziel anzugehen. Besonders bei langen Radausfahrten und beim Jogging habe ich viel Zeit damit verbracht, meine Gedanken immer wieder aufs Neue zu ordnen. Ich träumte dann manchmal auch davon, wie viel besser ich z. B. beim Jogging sein werde, wenn ich erst mal kein Übergewicht mehr habe. Außerdem ist es ein fantastisches Glücksgefühl, wenn man eine bestimmte Strecke in einer bestimmten Zeit hinter sich gebracht hat.
- Als ich dann die ersten 15 kg abgenommen hatte, kam mit einem Mal auch **die Anerkennung als Motivationshilfe** dazu. Auf einmal wurden keine Späße mehr über mein Übergewicht gemacht, stattdessen wurde mir von vielen Leuten plötzlich Respekt für meine Leistung entgegengebracht. Dadurch wurden meine Selbstachtung und mein Selbstbewusstsein so enorm gestärkt, dass ich unbedingt weitermachen wollte.

So gut sich diese Liste auch lesen mag, es ist trotzdem für mich – und ich denke auch für die meisten dicken Menschen – immer schwierig, die eigenen Hürden zu überwinden, Motivation für Sport oder eine bestimmte Ernährungseinschränkung zu finden.

„Als Dicker ist man in einem ziemlich fatalen Teufelskreis."

7.2 Das Leiden der Dicken

Ich bin jemand, der den Spott der Leute immer nur heruntergeschluckt hat. Nur selten habe ich mich gegen bestimmte Anreden oder Bezeichnungen gewehrt. Man kann auch nicht ständig etwas sagen, wenn man von jemand anderem eine kleine Stichelei bekommt, schließlich teilt man ja in bestimmten Situationen auch selber mal spaßeshalber aus. Aber es ist trotzdem ein Unterschied, ob man als dünner Mensch einen Witz zu hören kriegt, weil man tollpatschig ein Wasserglas umgeworfen hat, oder ob man als Dicker unter den Augen der Freunde mit einem Stuhl zusammenbricht. Natürlich lachen alle darüber, das ist ja auch völlig klar! Ich möchte es auch niemandem übel nehmen, in einer solchen Situation zu lachen. Aber auf der psychologischen Ebene wird hier einfach ein anderer Prozess angeschmissen als beim umgeworfenen Wasserglas. Das Gelächter sticht hier in eine sehr tief sitzende Wunde, die man selber nicht in der Lage ist zu heilen.

„Als Dicker fühlt man sich ständig auch als Versager."

Es ist einem peinlich und man ist täglich damit konfrontiert. Ich glaube, dass jemand, der immer schlank war, keine Ahnung davon hat, wie viel unterschwellige Erniedrigung ein dicker Mensch im Alltag ertragen muss. Jeder Dicke, der das abstreitet, lügt dabei meiner Meinung nach. Entweder belügt er andere oder sich selber, damit er dieses Leid besser ertragen kann. Wenn Sie dieses Leid nicht kennen, möchte ich Ihnen erklären, weshalb ich das hier anführe. Es geht dabei nicht darum, dass ich in irgendeiner Form Mitleid erhaschen möchte. Ich möchte Ihnen nur klarmachen, weshalb schlanke Menschen so einfach den kleinen Bierbauch wieder wegbekommen, während dicke Menschen immer dicker werden. Ich glaube auch, dass es zu dem Thema die gleiche Unschuldshaltung bei den Verursachern gibt wie z. B. bei der Ausländerfeindlichkeit. Ich habe selbst

DIE BURGER-DIÄT   **MOTIVATION**

Probleme damit, mir vorzustellen, dass z. B. ein türkischer Mitbürger für seine Herkunft bzw. für sein südländisches Aussehen auf offener Straße einfach so beleidigt wird. Aber ich bin mir natürlich bewusst, dass dieses Problem existiert. Auch ich kann mich nicht zu 100 % davon freisprechen, in Vorurteile abzugleiten, wenn z. B. am Flughafen die Kontrolle eines südländisch aussehenden Menschen mit langem Bart und Kopftuch mal etwas länger dauert.

Auf genau der gleichen, unterschwelligen Ebene findet die Diskriminierung von Dicken statt. Selbst auf Partys im eigenen Freundeskreis wird das Fettleibige auch gern mal in die Begrüßung integriert. Ich habe dann versucht, ein fröhliches und lockeres Lachen aufzusetzen, und dem Absender seinen Lacher gelassen. Diese Sticheleien werden einfach heruntergeschluckt. Aber nichts geht da spurlos an einem vorbei. Da wird man gehänselt, die BH-Größe wird wie selbstverständlich erfragt, der Slogan „Rettet die Wale" wird wieder hochaktuell oder das Buffet vor den Dicken verteidigt. Natürlich ist das alles nur Spaß und das meiste überhaupt nicht böse gemeint. Aber die Menge macht's in diesem Fall aus.

„Jeder Stich tut ein wenig mehr weh."

Und sind es nicht genau die Übergewichtigen, die in der Öffentlichkeit meistens beim Essen sehr zurückhaltend sind? Ich habe mich nur selten getraut, auf Partys so zuzuschlagen, wie ich es gern gewollt hätte. Und wenn wir mit Freunden essen gegangen sind, habe ich lieber die kleineren Portionen bestellt bzw. den Chefsalat anstatt der Grillplatte. Die anderen brauchen auch gar nichts dazu sagen, man malt sich als Dicker aus, was sie bestimmt denken werden. Und das reicht schon völlig aus.

Seitdem ich während meines Experiments die McDonald's-Besucher etwas genauer beobachtet habe, um mehr über mein eigenes Essverhalten zu lernen, ist mir etwas aufgefallen: Die meisten wirklich dicken Besucher essen in ihrem Auto auf dem Parkplatz oder nehmen es per Drive In mit nach Hause. Diejenigen, die sich an einen Tisch setzen und dort auch z. B. länger sitzen bleiben, um in Ruhe ihr Essen zu genießen oder dabei noch ein wenig zu quatschen, sind fast ausschließlich dünne oder moderat füllige Menschen. Und wenn ich darüber nachdenke, muss ich gestehen, dass ich früher auch fast immer den Drive In benutzt habe, anstatt mich in den Store zu setzen. Nach einer Erklärung dafür muss man eigentlich nicht lange suchen: Man fühlt sich weniger beobachtet von den anderen, wenn man sich sein Big-Mac®-Menü plus Nachtisch plus Extra-Cheeseburger genehmigt. Es hat ein wenig was von Alkoholismus: man trinkt lieber heimlich, wenn keiner guckt.

Worunter ich auch sehr gelitten habe, ist die für Männer sehr beschränkte Klamottenauswahl bei etwas modischeren Stücken. Da würde ich mir für die Zukunft eine im doppelten Sinne etwas breitere Produktpalette wünschen.

7.3 Die Selbstlüge

Bei dem Thema habe ich meine unzähligen Diätversuche vor Augen, mein permanentes Aufschieben irgendwelcher Aufgaben, die dauerhaften Ausreden, die mir einfallen, irgendetwas „jetzt gerade" nicht zu machen. Oder eben die bei einer Selbstlüge immer passende Ausrede „morgen fange ich an".

Es ist ein Teufelskreis, und wenn man sich einige Male erfolgreich selbst belogen hat, dann ist es sehr schwierig, wieder aus diesem System rauszukommen. Ich glaube, ich habe dieses Problem am besten mit dem schriftlichen Fixieren meiner Ziele gelöst, also mit dem Anlegen eines Fahrplans. So hatte ich zu jeder Zeit eine Basis, auf die ich mich besinnen konnte. Des Weiteren ist es natürlich sehr wichtig, so selbstkritisch zu sein, um überhaupt zu merkt, dass man ein Problem hat.

Ganz schwierig wird es natürlich, wenn man seine Ausreden selbst glaubt. Dann ist es wirklich notwendig, dass ein Psychologe, zumindest der Partner oder ein guter Freund mal nach einer ehrlichen Meinung befragt wird. Ich kann rückblickend nur sagen, dass mir offene Gespräche über dieses Thema mit einigen meiner engen Freunde und Verwandten wirklich sehr geholfen haben. Und auch hier passt wieder der Vergleich mit Alkoholismus:

> „Man muss erst erkennen, dass man *nicht* unter einer schlechten Angewohnheit, sondern unter einem echten Problem leidet, um es ernsthaft bekämpfen zu können."

7.4 Psychologie bei Diäten

Bei allen Diäten, die ich vor der Burger-Diät probiert habe, hatte ich immer ein sehr großes Verlustgefühl. Keine dieser Diäten berücksichtigte meiner Meinung nach das Problem meiner Psyche, nämlich den gefühlten Verzicht. Und letztlich bin ich immer an diesem Verlustgefühl gescheitert.

Wenn ich mir dann auch noch die allgemeinen Erfolge bzw. eher Misserfolge von Diäten anschaue, dann wird mir schnell klar, dass ich vielleicht nicht der einzige Mensch auf diesem Planeten bin, dem es so mit den Diäten ergeht. Eben dieses psychologische Problem wird nirgends wirklich gelöst, geschweige denn überhaupt angesprochen. Da sprechen die typischen Ernährungsberater und Fachleute dann von einer langfristigen Ernährungsumstellung, von Inkonsequenz und von Vollkorn mit reichlich Bio.

Vielleicht ist diese gesunde Ernährung für einen schlanken und konsequenten Menschen die richtige Art, um gesund zu leben.

> „Aber bin ich der einzige Mensch, dem Tofu, Grünkernbratlinge und Geflügelbratwurst auf Dauer zum Hals raushängen?"

Ich glaube eher nicht. Natürlich möchte ich hier keine Diskussion darüber führen, wie viel gesünder Vollkorn und tägliches Obst und Gemüse im Gegensatz zu Burger & Pommes sind. Darum geht es nicht, das steht auch für mich außer Frage, da glaube ich der Wissenschaft mit gesundem Menschenverstand. Ich bin nur selber nicht in der Lage gewesen, auf diesem Weg erfolgreich abzunehmen. Ich konnte mich drei Wochen lang davon ernähren, dann war Sense für mich! Und genau da, glaube ich, bin ich mit diesem Problem nicht alleine.

Was mich auch immer wieder an sämtlichen Diäten gestört hat, sind die falschen Versprechungen, die reihenweise gemacht werden. Da heißt es dann oftmals:

„Gesund abnehmen ohne Verzichte!"
oder
„Für immer schlank ohne Diät!"

Diese Sätze würden für mich wörtlich übersetzt bedeuten, dass ich uneingeschränkt alles das essen kann, was ich gerne möchte. Jeder von uns weiß, dass das jedoch ein Trugschluss ist. Wieso dann aber diese Versprechen? Die angebliche Ernährungsumstellung, die keine Diät ist, konnte ich persönlich bei keiner Diät lange durchhalten.

Ist es denn zu viel verlangt, wenn ich als Nichtwissenschaftler erwarte, dass die Ernährungswissenschaft in was weiß ich wie vielen Jahren Diätforschung mehr zu bieten hat als Tofu-Würste und Hasenfutter?

„Ich möchte auch Burger und Pommes genießen dürfen und gleichzeitig abnehmen können."

Als Esssüchtiger muss ich mich zumindest einmal am Tag mit etwas wirklich Leckerem belohnen, wenn ich schon weniger esse. Immerhin haben einige Diät-Entwickler dieses Problem in den letzten Jahren jedenfalls ansatzweise verstanden und versucht, dafür Ersatz zu finden. Deshalb gibt es Diätpuddings, Diätschokolade, Diätchips, Low-Fat-Pizza, Low-Fat-Käse, Low-Carb-Kuchen, Low-Carb-Brötchen usw.

Aber die erhoffte Befriedigung meines Schlemmerbedürfnisses hat sich damit irgendwie nie zu 100 % einstellen wollen. Ich kann nach wie vor nicht genau sagen, woran das eigentlich liegt, vielleicht ist es nur ein rein psychologisches Phänomen. Aber darauf werde im Vergleich der einzelnen Diäten noch im Detail eingehen.

Jetzt könnte man meinen, dass mir auch das Essen von McDonald's nach einiger Zeit aus dem Hals hängen müsste. Aber das war zu keiner Zeit der Diät der Fall. Ich habe mich jeden Tag aufs Neue auf das Menü gefreut und habe sogar irgendwann den Salat für mich entdeckt (s. Kapitel „Salat"). Ich freue mich auch heute noch, wenn ich herzhaft in einen Burger beiße.

Allerdings muss ich dazu sagen, dass diese Ernährung für mich keine Ernährungsumstellung, sondern eindeutig eine Diät darstellte. Ich wollte damit abnehmen, ungeachtet dessen, wie ausgewogen das jetzt ist, was ich da esse. Dazu kommt, dass ich selber – auch nach dem Studium diverser Diätbücher – nicht mal zu 100 % sagen kann, welche Ernährung die „richtige" ist. Die Wissenschaft ist sich da schließlich auch nicht in allen Punkten einig. Viele Diätbücher versuchen, ihre jeweilige Ernährungsform durch die Wissenschaft zu untermauern. Da wird dann gerade die Studie herausgepickt, die ins Konzept passt, und alles andere wird als falsch, veraltet oder in den Langzeitstudien noch nicht ausreichend überprüft hingestellt. Ich freue mich, dass ich das nicht muss. Ich habe dieses Buch zwar provokativ „Burger-Diät" genannt, aber ich mache keine kostenpflichtigen Seminare zu dieser Diät, gebe keine unzähligen Kochbücher dazu heraus, lasse mir nicht irgendwelche Punkte-Systeme patentieren, die dann wiederum nur gegen saftige Gebühren benutzt werden dürfen, und ich habe auch keine Sponsoringverträge mit irgendwelchen Lebensmittelanbietern, die meinen Diätnamen auf ihre Produkte drucken, wenn ich wiederum ihre Produkte in meiner Zeitschrift empfehle.

> „Hinter den meisten Diäten steht heutzutage eine riesen Marketingkampagne mit Produkten, Seminaren, Folgeseminaren und Merchandisingkonzepten."

Bei einigen erinnert mich das ganze System eher an Scientology oder Strukturvertrieb als an eine Diät. Ich tue mich wirklich etwas schwer damit, einem Buch zu glauben, das bereits auf den ersten Seiten deutlich macht, wie viel Kohle der Erfinder der Diät von den Produkten abbekommt, die er anbietet oder empfiehlt. Aber das ist vielleicht ein individueller Eindruck, den ich habe. Das muss nicht der Wahrheit entsprechen. Dieses Buch ist keine Anleitung zum Eins-zu-eins-Nachahmen, kein biblischer Optimalweg. Es ist die Beschreibung meines ganz persönlichen, eigenen Weges.

7.5 Der Weg ist das Ziel

Als ich mir das Ziel gesetzt habe, mit der Burger-Diät endlich erfolgreich abzunehmen und das auch zu dokumentieren, war ich gezwungen, einen realistischen Zeitplan festzulegen. Diese Pflicht war aber eines der Erfolgsrezepte meines Experiments. Der langfristige Plan mit den vielen kleinen Zwischenzielen hat mir sehr gut dabei geholfen, nicht unbedingt das große Ziel „35 kg" zu sehen, sondern mich auf die kleinen Schritte zu konzentrieren. Früher habe ich mir häufig vorgenommen, komplett schlank zu werden, ohne mir Gedanken über kleine Zwischenziele, und wann ich sie erreichen kann, zu machen. Das sollten Sie bei Ihren Versuchen auch unbedingt vermeiden.

> „Lassen Sie auch Fehltritte zu und planen Sie diese bewusst ein."

Denn ansonsten sind die negativen Gefühle bei einem Fehltritt so groß, dass Sie vermutlich direkt aufgeben bzw. wieder in die üblichen Selbstlügen geraten.

Ich musste für mich auch akzeptieren, dass ich nicht über Nacht die angefressenen Kilos der letzten zehn Jahre verlieren kann. Es gehört einfach dazu, dass man einen langen und vermutlich auch oft beschwerlichen Weg vor sich hat. Die Zeitspanne, die Sie sich dann bei einer Diät vornehmen, sollte idealerweise auch mit einem Mediziner Ihres Vertrauens abgestimmt werden.

Im Anhang dieses Buches finden Sie diverse Fragen und Vorlagen, die ich vor bzw. während der Diät erarbeitet habe. Viele dieser Fragen haben mir ein anderes Bewusstsein gegeben und mich täglich immer wieder motiviert. Lassen Sie sich bei Ihrem Versuch (wenn Sie einen machen), nicht von dem großen Ziel überwältigen. Wenn Sie dem Weg treu bleiben, kommen die Ergebnisse irgendwann von ganz alleine. Die altbekannte Redensart trifft den Nagel, bezogen auf den Erfolg (m)einer Diät, wirklich auf den Kopf:

„Der Weg ist das Ziel."

SCHLUSSPHASE ENDSPURT GESCHAFFT

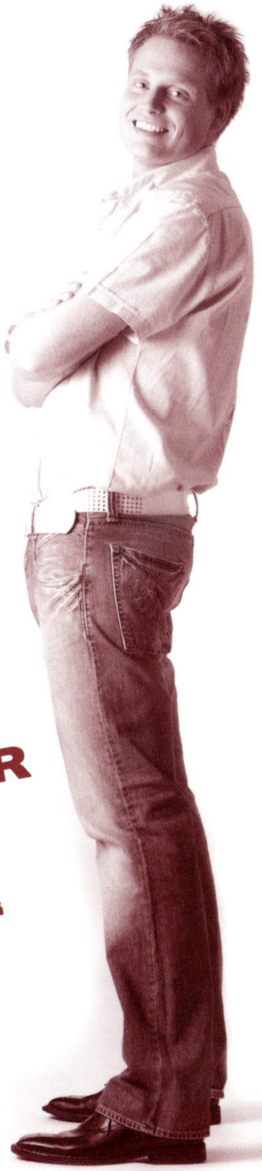

„35 KILO WENIGER UND ICH STEH IMMER NOCH AUF BURGER!"

SCHLUSSPHASE, ENDSPURT, GESCHAFFT — DIE BURGER-DIÄT

8.1 Woche 20 - 23

Tag	Was habe ich gegessen/getrunken	kcal	Sport	Bemerkung	Gewicht
14. Mai 2007 Montag, Tag 134	McRib®-Spar-Menü mit Pommes und Ketchup, McFlurry® mit Smarties, 1,6 l kalorienfreie Getränke	1200 kcal		Heute habe ich alles wieder gut im Griff. Und der McRib® ist und bleibt für mich der leckerste Burger.	97,6 kg
15. Mai 2007 Dienstag, Tag 135	Hamburger, Chickenburger, 3,0 l kalorienfreie Getränke	605 kcal		Ich bin wieder auf Kurs und ich liebe diese Diät!	96,5 kg
16. Mai 2007 Mittwoch, Tag 136	Hamburger, Chickenburger, 3,1 l kalorienfreie Getränke	605 kcal		Die Leute wollen immer häufiger wissen, womit ich so gut abnehme.	95,3 kg
17. Mai 2007 Donnerstag, Tag 137	McRib®-Spar-Menü mit Pommes und Ketchup, Bacon&Egg-McMuffin®, 2,9 l kalorienfreie Getränke	1155 kcal	45 Min. Jogging	Wieder beim Tiefstand angelangt. Heute lief es beim Jogging so gut wie noch nie in den letzten Jahren.	94,9 kg
18. Mai 2007 Freitag, Tag 138	2 McRib®-Maxi-Menüs mit Pommes und Ketchup, Chickenburger, Cayennepfeffer-Dip, McRib®, 3,5 l kalorienfr. Getränke	3240 kcal		No Comment!	94,5 kg
19. Mai 2007 Samstag, Tag 139	2 Hamburger Royal TS®, 2 Big Mac®, 2 McRib®, mittlere Pommes, 3,3 l kalorienfreie Getränke	3370 kcal		No Comment!	95,9 kg
20. Mai 2007 Sonntag Tag 140	McRib®-Spar-Menü mit Pommes, Chicken-Wrap, McFlurry® mit Smarties, 2 Cayennepfeffer-Dips, 2 Chicken Selects™, 2,8 l kalorienfreie Getränke	2769 kcal		Ich muss meine Aufgaben, Sorgen und Probleme schneller bearbeiten und hinter mir lassen. Das sind die Gründe für solche Tage.	96,8 kg

Zeitraum	Gesamtkcal. 20. Woche	Tagesdurchschnittskcal. 20. Woche	Tagesdurchschnittskcal. seit dem 1. Januar
20. Woche	12944 kcal	1849 kcal	1381 kcal

DIE BURGER-DIÄT — SCHLUSSPHASE, ENDSPURT, GESCHAFFT

Tag	Was habe ich gegessen/getrunken	kcal	Sport	Bemerkung	Gewicht
21. Mai 2007 Montag, Tag 141	Big Mac®, 3,2 l kalorienfreie Getränke	495 kcal	30 Min. Krafttraining und 95 Min. Jogging	Ich bin begeistert, wie wenig Überwindung mich der Sport kostet.	97,2 kg
22. Mai 2007 Dienstag, Tag 142	2 Bacon&Egg-McMuffin®, Big Mac®, 3,0 l kalorienfreie Getränke	825 kcal	35 Min. Jogging	Ob mir das Joggen mit 85 kg noch leichterfällt?	95,3 kg
23. Mai 2007 Mittwoch, Tag 143	Crispy Chicken-Caesar-Salat mit Caesar-Dressing, große Pommes mit Ketchup, McFlurry® Amarena Crisp, 2,3 l kalorienfreie Getränke	1170 kcal		Ich habe ein wenig Muskelkater bekommen. Ansonsten fühle ich mich sehr gut.	95,1 kg
24. Mai 2007 Donnerstag, Tag 144	Big-Bacon-Jalapeno-Spar-Menü mit Pommes und Ketchup, Los Scharfos, McChicken®, 3,1 l kalorienfreie Getränke	1699 kcal		Heute habe ich die Macht über mein Essverhalten gewonnen. Ich werde nie wieder über 100 kg wiegen.	95,2 kg
25. Mai 2007 Freitag, Tag 145	Big-Bacon-Jalapeno-Spar-Menü mit Pommes und Ketchup, Los Scharfos, 2,8 l kalorienfreie Getränke	1244 kcal		Mich nervt der Stillstand auf der Waage ziemlich an. Aber ich weiß ja, warum es nicht weiter runtergeht.	95,2 kg
26. Mai 2007 Samstag, Tag 146	Big-Bacon-Jalapeno-Spar-Menü mit Pommes und Ketchup, Filet-o-Fish®, 2,2 l kalorienfreie Getränke	1340 kcal	50 Min. Jogging	Der Tiefstand rückt in greifbare Nähe.	94,9 kg
27. Mai 2007 Sonntag, Tag 147	McRib®-Spar-Menü mit Pommes, McRib®, Cheeseburger, Chickenburger, McFlurry® mit Smarties, 2,2 l kalorienfreie Getränke	2310 kcal		Meine Fitness wird immer besser. Das ist ein wirklich tolles Gefühl.	94,6 kg

Zeitraum	Gesamtkcal. 21. Woche	Tagesdurchschnittskcal. 21. Woche	Tagesdurchschnittskcal. seit dem 1. Januar
21. Woche	9083 kcal	1297 kcal	1377 kcal

SCHLUSSPHASE, ENDSPURT, GESCHAFFT — DIE BURGER-DIÄT

Tag	Was habe ich gegessen/getrunken	kcal	Sport	Bemerkung	Gewicht
28. Mai 2007 Montag, Tag 148	Big-Mac®-Spar-Menü mit Pommes, 2 Chickenburger, McFlurry® Amarena Crisp, 2,7 l kalorienfreie Getränke	1860 kcal		Mir geht's sehr gut!	96,0 kg
29. Mai 2007 Dienstag, Tag 149	Big-Bacon-Jalapeno-Spar-Menü mit Pommes und Ketchup, 2,8 l kalorienfreie Getränke	990 kcal	5 km auf einem Laufband in 27:30 Min.	Ich bin voll motiviert, meine Fitness noch zu verbessern.	96,3 kg
30. Mai 2007 Mittwoch, Tag 150	Grilled Chicken-Caesar-Salat mit Caesar-Dressing, McSundae®-Eistüte, 3,1 l kalorienfreie Getränke	380 kcal	60 Min. Jogging	Mich motiviert aktuell die Veränderung bei der Fitness mehr als das Gewicht.	94,9 kg
31. Mai 2007 Donnerstag, Tag 151	Big-Bacon-Jalapeno-Spar-Menü mit Pommes, Los Scharfos, Los Kartoffos, Sour-Cream-Dip, El Pikante, McFlurry® Amarena Crisp, 3,2 l kalorienfreie Getränke	2492 kcal		Mir geht's einfach gut.	93,9 kg
01. Juni 2007 Freitag, Tag 152	Big-Bacon-Jalapeno-Maxi-Menü mit Gartensalat und Caesar-Dressing, 2,7 l kalorienfr. Getränke	695 kcal	60 Min. Walking	Der letzte Monat beginnt!	94,4 kg
02. Juni 2007 Samstag, Tag 153	Big-Bacon-Jalapeno-Maxi-Menü mit Gartensalat und Caesar-Dressing, McFlurry® Amarena Crisp, Mexican-Wrap, 2,7 l kalorienfreie Getränke	1345 kcal	44 Min. Jogging	Tiefstand und unglaublich viel Spaß am Sport.	93,5 kg
03. Juni 2007 Sonntag, Tag 154	Big-Bacon-Jalapeno-Maxi-Menü mit Gartensalat und Caesar-Dressing, Big-Bacon&Eggs, 2,7 l kalorienfreie Getränke	1140 kcal	42 Min. Jogging einer Strecke, für die ich am Anfang 60 Min. benötigte.	Der Rettungsring wird immer kleiner.	93,9 kg

Zeitraum	Gesamtkcal. 22. Woche	Tagesdurchschnittskcal. 22. Woche	Tagesdurchschnittskcal. seit dem 1. Januar
22. Woche	8902 kcal	1271 kcal	1372 kcal

DIE BURGER-DIÄT — SCHLUSSPHASE, ENDSPURT, GESCHAFFT

Tag	Was habe ich gegessen/getrunken	kcal	Sport	Bemerkung	Gewicht
04. Juni 2007 Montag, Tag 155	2 Bacon&Egg-McMuffin®, Big Mac®, 3,0 l kalorienfreie Getränke	825 kcal	45 Min. Jogging	Das das Jogging fällt mir viel leichter.	93,3 kg
05. Juni 2007 Dienstag, Tag 156	Chicken-Selects™-Spar-Menü mit Pommes und Cayennepfeffer-Dip, McFlurry® Amarena Crisp, 3,1 l kalorienfreie Getränke	1122 kcal		Ich fühle mich super! Moralisch bin ich voll im Endspurt.	92,8 kg
06. Juni 2007 Mittwoch, Tag 157	Hamburger, Chickenburger, 3,1 l kalorienfreie Getränke	605 kcal	50 Min. Jogging	Tiefstand!	92,6 kg
07. Juni 2007 Donnerstag, Tag 158	McRib®-Spar-Menü mit Pommes und Ketchup, McFlurry® mit Smarties, 1,6 l kalorienfreie Getränke	1200 kcal	50 Min. Jogging	Und direkt wieder Tiefstand. Ich freue mich schon auf die 90-kg-Marke.	91,9 kg
08. Juni 2007 Freitag, Tag 159	2 Bacon&Egg-McMuffin®, Big Mac®, 3,0 l kalorienfreie Getränke	825 kcal	60 Min. Jogging	Ich liebe es!	91,8 kg
09. Juni 2007 Samstag, Tag 160	Hamburger, Chickenburger, 3,1 l kalorienfreie Getränke	605 kcal		Noch drei Wochen!	91,1 kg
10. Juni 2007 Sonntag, Tag 161	Big-Mac®-Spar-Menü mit Pommes und Ketchup, McFlurry® Amarena Crisp, 2,2 l kalorienfreie Getränke	1180 kcal	30 Min. Jogging	Und gleich nochmal Tiefstand. In dieser Woche kann ich den positiven Effekt von Jogging richtig fühlen.	90,5 kg

Zeitraum	Gesamtkcal. 23. Woche	Tagesdurchschnittskcal. 23. Woche	Tagesdurchschnittskcal. seit dem 1. Januar
23. Woche	6362 kcal	908 kcal	1350 kcal

8.2 Aus Spott wird Anerkennung

Als ich mir Ende 2006 vorgenommen habe, ein halbes Jahr lang ein ziemlich ausgefallenes Selbstexperiment zu starten, hatte ich natürlich auch Zweifel, ob ich mit der Idee der Burger-Diät dieses Ziel erreichen werde. Was bei mir selber bloß kleine Zweifel auslöste, löste bei anderen Leuten eher Spott, hämische Blicke und oft auch nur eine kurze abfällige Bemerkung aus, wenn sie von meiner Diätform erfuhren.

> „Kaum jemand hat geglaubt, dass ich mit der Burger-Diät dieses Ziel erreichen würde."

Als sich dann in den ersten Wochen bereits sichtbare Erfolge abzeichneten, kamen wieder die Ernährungsexperten auf den Plan, die die Gewichtsreduktion mit Entwässerung erklärten, der Jojo-Effekt sei vorprogrammiert, die bevorstehende Grippewelle, die mich garantiert bei dieser Ernährung überrolle, würde mich schon früh genug in die Knie zwingen, usw. Aber nach ein paar Monaten ohne Abbruch und mit stetig schrumpfendem Bauchumfang verstummten die spöttischen Stimmen plötzlich. Und bis zum Ende der Diät waren mit einem Mal fast alle positiv überrascht. Auf die Schulter geklopft haben mir die meisten jedoch nie. Dafür scheint der eigene Stolz zu groß zu sein. Aber das muss ja auch gar nicht sein, schließlich habe ich die Diät ja in erster Linie für mich allein gemacht. Richtig gefreut habe ich mich über die Menschen, die im Laufe der Zeit wirklich verstanden haben, warum dieser neue Weg des Abnehmens für mich persönlich der richtige ist. Es ist nicht einfach, als Dicker Anerkennung für seine Krankheit zu bekommen. Aber für Erfolge beim Weg aus dieser Krankheit heraus wird einem schon eher mal positiv zugesprochen.

Ich glaube, dass dieses Problem ein ziemlich weit verbreitetes in unserer Gesellschaft ist.

„Besonders dicke Menschen leiden häufig darunter, dass sie wenig Zuspruch, wenig Anerkennung für irgendwas bekommen, und nicht selten sogar auch beruflich benachteiligt sind gegenüber schlankeren Menschen."

Als Dicker wünscht man sich dafür aber kein Mitleid, sondern Verständnis für sein Problem und vielleicht ein wenig Unter-stützung bei der Lösung.

Ich gebe in diesem Buch, denke ich, einen recht tiefen Einblick in die Art und Weise, wie ich als Dicker meine Umwelt und meine Probleme wahrgenommen habe. Das sind natürlich sehr individuelle Eindrücke, aber ich weiß nicht zuletzt auch aus diversen Beiträgen in Internetforen, dass es vielen Dicken genauso ergeht wie mir.

Jeder Dicke, der behauptet, mit seinem Gewicht zu 100 % glücklich und zufrieden zu sein, lügt. Und häufig belügt er sich selbst dabei am meisten. Denn mir kann niemand erzählen, dass die Blicke im Schwimmbad, beim Klamottenkauf, bei der Platzsuche im Bus, im Flugzeug, im Wartezimmer vom Arzt, beim Treppensteigen in den 4. Stock, usw. spurlos an ihm vorbeigehen. JEDER Dicke wünscht sich insgeheim, schlank zu sein.

Für mich hat sich am Ende des Tunnels ein Licht aufgetan, und ich bin darauf zugesteuert. Die Anerkennung für meine Erfolge habe ich mir in den sechs Monaten diszipliniert erarbeitet. Ich hoffe für jeden übergewichtigen Menschen, dass er irgendwann die gleiche Anerkennung erfahren darf wie ich. Denn mein Leben hat sich seitdem zu 100 % verändert.

SCHLUSSPHASE, ENDSPURT, GESCHAFFT — DIE BURGER-DIÄT

8.3 Woche 24-26

Tag	Was habe ich gegessen/getrunken	kcal	Sport	Bemerkung	Gewicht
11. Juni 2007 Montag, Tag 161	McRib®-Spar-Menü mit Pommes und Ketchup, 2,2 l kalorienfreie Getränke	840 kcal		Aktuell läuft es so gut, dass mir abends nichts Bemerkenswertes einfällt. Schließlich sind es ja sonst die negativen Dinge, die hängen bleiben.	90,1 kg
12. Juni 2007 Dienstag, Tag 163	Crispy Chicken-Caesar-Salat mit Caesar-Dressing, große Pommes mit Ketchup, McFlurry® Amarena Crisp, 2,7 l kalorienfreie Getränke	1170 kcal	50 Min. Jogging	Wow, vor sechs Monaten war es für mich unvorstellbar, einen Salat mit Genuss zu essen. Aber er schmeckt!	90,0 kg
13. Juni 2007 Mittwoch, Tag 164	Big Mac®, 3,0 l kalorienfreie Getränke	495 kcal	50 Min. Jogging		90,1 kg
14. Juni 2007 Donnerstag, Tag 165	McRib®-Spar-Menü mit Pommes und Ketchup, 2,5 l kalorienfreie Getränke	840 kcal	50 Min. Jogging	Tadaaa! Die 90-kg-Marke habe ich soeben geknackt.	89,3 kg
15. Juni 2007 Freitag, Tag 166	McRib®-Spar-Menü mit Pommes und Ketchup, McFlurry® mit Smarties, 1,9 l kalorienfreie Getränke	1200 kcal	40 Min. Jogging	Und noch immer liebe ich den McRib® wie am ersten Tag.	89,1 kg
16. Juni 2007 Samstag, Tag 167	McRib®-Spar-Menü mit Pommes, Frucht-Tüte, McSundae®-Eistüte, 2,3 l kalorienfreie Getränke	977 kcal		Noch zwei Wochen!	88,7 kg
17. Juni 2007 Sonntag, Tag 168	McRib®-Spar-Menü mit Pommes und Ketchup, 3,2 l kalorienfreie Getränke	840 kcal		Tiefstand! Mittlerweile mein Lieblingswort.	88,4 kg

Zeitraum	Gesamtkcal. 24. Woche	Tagesdurchschnittskcal. 24. Woche	Tagesdurchschnittskcal. seit dem 1. Januar
24. Woche	6362 kcal	908 kcal	1331 kcal

DIE BURGER-DIÄT — SCHLUSSPHASE, ENDSPURT, GESCHAFFT

Tag	Was habe ich gegessen/getrunken	kcal	Sport	Bemerkung	Gewicht
18. Juni 2007 Montag, Tag 169	McRib®, McChicken®, 3,0 l kalorienfreie Getränke	939 kcal		Ein ehemaliger Kollege hat mich bei McDonald's getroffen. Als ich ihm sagte: „Du, ich stecke noch voll in der Diät!" war er sauer.	88,6 kg
19. Juni 2007 Dienstag, Tag 170	Hamburger, Crispy Chicken-Caesar-Salat m.Croutons u. Caesar-Dressing, 2,4 l kalorienfr. Getränke	675 kcal	45 Min. Jogging	Bald ist es geschafft. Ich habe nicht das Gefühl, dass mir was fehlt.	88,5 kg
20. Juni 2007 Mittwoch, Tag 171	Big-Mac®-Spar-Menü mit Pommes und Ketchup, McFlurry® Amarena Crisp, 2,2 l kalorienfreie Getränke	1180 kcal			87,9 kg
21. Juni 2007 Donnerstag, Tag 172	McRib®-Maxi-Menü, Gartensalat, Caesar-Dressing und ein Filet-o-Fish®, 2,3 l kalorienfreie Getränke	895 kcal	45 Min. Jogging	Ich glaube, mich holt die Laufsucht bald ein. Ein wirklich glücklicher Umstand.	87,6 kg
22. Juni 2007 Freitag, Tag 173	McRib®-Spar-Menü mit Pommes und Ketchup, 2,6 l kalorienfreie Getränke	840 kcal	50 Min. Jogging	Heute habe ich mir einen neuen Anzug gekauft. Größe 54 statt 58!	87,2 kg
23. Juni 2007 Samstag, Tag 174	McRib®-Maxi-Menü mit Pommes und einem Gartensalat mit Caesar-Dressing, 2,5 l kalorienfr. Getränke	1015 kcal		Noch eine Woche!	86,8 kg
24. Juni 2007 Sonntag, Tag 175	2 McRib®, Gartensalat mit Caesar-Dressing, 2,3 l kalorienfreie Getränke	1025 kcal		Tiefstand!	86,1 kg

Zeitraum	Gesamtkcal. 25. Woche	Tagesdurchschnittskcal. 25. Woche	Tagesdurchschnittskcal. seit dem 1. Januar
25. Woche	6569 kcal	938 kcal	1314 kcal

SCHLUSSPHASE, ENDSPURT, GESCHAFFT — DIE BURGER-DIÄT

Tag	Was habe ich gegessen/getrunken	kcal	Sport	Bemerkung	Gewicht
25. Juni 2007 Montag, Tag 176	McRib®-Maxi-Menü mit Pommes und einem Gartensalat mit Caesar-Dressing, 2,5 l kalorienfreie Getränke	1015 kcal	50 Min. Jogging	Es ist schon unglaublich, wie man seine Fitness in einem halben Jahr verbessern kann.	85,9 kg
26. Juni 2007 Dienstag, Tag 177	Grilled Chicken-Caesar-Salat mit Caesar-Dressing, Filet-o-Fish®, 2,3 l Wasser	595 kcal	35 Min. Jogging	Moralisch kann es ich glaube ich kaum besser sein. Ich fühle mich super.	86,2 kg
27. Juni 2007 Mittwoch, Tag 178	Hamburger, Crispy Chicken-Caesar-Salat mit Croutons und Caesar-Dressing, 2,6 l kalorienfreie Getränke	675 kcal	50 Min. Jogging	Für mich hat sich durch die Diät auch die zeitliche Wahrnehmung von 180 Tagen deutlich verändert.	85,6 kg
28. Juni 2007 Donnerstag, Tag 179	Big-Mac®-Spar-Menü mit Pommes und Ketchup, McFlurry® Amarena Crisp, 2,2 l kalorienfreie Getränke	1180 kcal	50 Min. Jogging	Bald ist es vollbracht.	85,2 kg
29. Juni 2007 Freitag, Tag 180	McRib®-Spar-Menü mit Pommes und Ketchup, 2,0 l kalorienfreie Getränke	840 kcal	70 Min. Jogging	Heute war der letzte Tag. Ich habe mein Ziel mit ein wenig zusätzlichem Sport und einem Endspurt beim Essen auf die letzten Tage genau erreicht. Es macht mich stolz und fühlt sich super an.	84,9 kg

Zeitraum	Gesamtkcal. 26. Woche	Tagesdurchschnittskcal. 26. Woche	Tagesdurchschnittskcal. seit dem 1. Januar
26. Woche	4305 kcal	861 kcal	1301 kcal

8.4 Ein völlig neues Lebensgefühl

Ein wirklich neues Lebensgefühl habe ich nicht erst seit Beendigung der Diät, sondern schon mit dem Durchbrechen der 100-kg-Marke erleben dürfen.

Wenn ich danach zum Shoppen in die Stadt ging, dann hatte ich mit einem Mal wesentlich weniger Probleme, schicke Klamotten für mich zu finden. Nicht nur, dass mir viel mehr Sachen passten, ich fühlte mich auch in viel mehr Klamotten wohl. Andere Menschen haben mich mit 100 kg sicher immer noch als übergewichtig wahrgenommen. Aber mein eigenes Selbstwertgefühl hatte sich zu dem Zeitpunkt so sehr gesteigert, dass ich richtig Spaß daran hatte, mir engere Hemden zu kaufen oder in die alten Hosen von vor zehn Jahren zu schlüpfen, die ich teilweise nur einmal anhatte.

Es ist aber auch schon irre, wie anders man von seiner Umwelt wahrgenommen wird, wenn man nur noch füllig und nicht mehr dick ist. Da schauen und sprechen einen mit einmal Frauen an, die früher nie auf mich geachtet haben. Auch ist die erste Reaktion, wenn man selbst auf Leute zugeht, ein wenig lockerer und offener. Das mag natürlich auch an meinem gesteigerten Selbstwertgefühl liegen.

Aber nicht nur das Selbstwertgefühl hatte sich mit jedem Tag verbessert.

Ich fühlte mich allgemein auch frischer und kam viel besser morgens aus dem Bett. Ich wache mittlerweile fast jeden Tag vor dem Wecker gut gelaunt auf und kann ohne Probleme in einen neuen Tag starten.

Gerade die sportliche Belastbarkeit bringt mir heute immer noch neue Motivation. Ich laufe nun regelmäßig 15-km-Einheiten, ohne dabei Probleme mit der Kondition zu bekommen. Selbst wenn es z. B. um 6 Uhr früh regnet, bin ich motiviert genug, um joggen zu gehen.

Auf Partys und anderen Veranstaltungen habe ich nicht mehr das Gefühl, dass mich Leute beim Essen beobachten. Früher habe ich mich da häufig wie gesagt absichtlich zurückgehalten, nur weil ich Angst hatte vor Sätzen wie: „Schaut euch mal den Dicken an." Es geht übrigens nicht darum, ob die Leute auf einer Party das wirklich zu einem Dicken sagen. Es geht nicht einmal darum, ob sie es wirklich denken.

„Als Dicker glaubt man, dass es alle denken müssen."

Und das reicht meistens schon aus, um sich miserabel zu fühlen und lieber nicht zweimal beim Buffet zuzugreifen.

„Heute kann ich meinen Gelüsten nachgeben, ohne mich danach schlecht zu fühlen."

Ich habe durch die Burger-Diät automatisch ein Bewusstsein dafür entwickelt, wie viel ich von den Dingen essen kann, die ich gerne mag, ohne zuzunehmen. Und wenn ich einmal wieder etwas zugenommen haben sollte, habe ich einen Plan im Hinterkopf, der immer wieder funktionieren kann.
Allein diese Sicherheit gibt mir ein sehr gutes Gefühl.
Da erscheint mir die Tatsache, dass ich keinen Bluthochdruck mehr habe, dass ich seit einem halben Jahr nicht mehr schnarche und dass ich mein Diabetes- und Herzinfarktrisiko durch meine Gewichtsabnahme um einiges reduziert habe, als viel kleinere, positive Veränderung.
Jedoch gehe ich mit dieser Erkenntnis auch deutlich ruhiger zum Arzt. Sätze wie: „Herr Metze, Sie sollten mal über ihr Gewicht nachdenken", werde ich wohl so schnell nicht mehr zu hören bekommen.

SCHLUSSWORT

Ich habe es geschafft. Wahnsinn! Ich habe wirklich 180 Tage lang fast ausschließlich bei McDonald's gegessen (und zwar größtenteils Burger und Pommes), und habe damit 35 kg abgenommen. Und das entgegen aller Unkenrufe und entgegen aller wissenschaftlichen Erkenntnisse, die ich bis dahin kannte. Es wurden mir gesundheitliche Probleme und Schäden vorausgesagt. Aber das Gegenteil ist eingetreten.

> „Ich bin so gesund, schlank und fit wie seit über zehn Jahren nicht mehr."

Ich habe mein Idealgewicht und somit das Ziel des Experiments mit einer Punktlandung erreicht. Es war ein langer Weg, der viele Herausforderungen und neue Erfahrungen in sich hatte. Ich hoffe, ich habe Ihnen mit dieser Dokumentation einen Einblick in genau diese Erfahrungen geben können.

Mir war auch sehr wichtig, die Leiden des Dickseins aus der Sicht eines Dicken zu beschreiben. Denn nach wie vor habe ich das Gefühl, dass dieses Problem ein Tabuthema in unserer Gesellschaft ist. Es gibt ständig neue Diäten, ständig neue Ernährungserkenntnisse, sogar Diätsoaps im Fernsehen, aber niemand spricht über die Psyche der Dicken. Wieso scheitern sie überhaupt mit jeder neuen Diät?!? Wie ergeht es einem Dicken insgeheim, wenn er den zehnten Versuch abbrechen musste? Welche Ursachen hat der Griff zur Schokoladentafel bei einem dicken Menschen wirklich? Ist es tatsächlich nur der in den Keller gesackte Insulinspiegel, die Serotonin-Unterversorgung? Oder steckt etwas anderes dahinter, auf das weder Weight Watchers, weder die Brigitte- noch die Atkins-Diät und auch nicht Sportpapst Strunz bisher eingegangen ist? Ich habe mittlerweile so meine Zweifel.

Ich finde außerdem, dass alle Diätbücher allgemein viel zu viele

Rezepte haben, die kaum ein Mensch nachkochen kann oder möchte. Und ich finde, dass die Bücher viel zu sehr über das schlechte Gewissen zu ihren Lesern sprechen und zu wenig auf die wirklichen Probleme eingehen, die Dicke mit ihrem Alltag haben und die häufig der Hauptgrund für ihr Scheitern sind.

Ich möchte niemandem meine Diät zum Nachahmen empfehlen, schließlich bin ich kein Wissenschaftler, kein Arzt, kein Ernährungsexperte.

„Meine Burger-Diät war ein Selbstversuch, den ich mit diesem Buch dokumentiert habe."

Ich glaube aber nach diesem Experiment sehr fest daran, dass für viele Dicke der Ansatz, den ich mit der Burger-Diät gemacht habe, auch ein Weg aus ihrem Dilemma sein könnte. Natürlich gilt das nicht für jeden Menschen, aber ich habe festgestellt, dass mein psychologischer Hunger stärker und wichtiger ist, als ich selber vermutet habe.

Ich bin sehr glücklich und stolz, dass ich diese große 35-kg-Hürde, diesen Schritt gewagt habe. Anfangs sprachen viele Theorien gegen mein Vorhaben. Aber Sie sehen, dass es völlig anders gekommen ist, als Ernährungswissenschaftler und andere Meinungsmacher es bei diesem Weg vermuten würden.

Meiner Gesundheit geht es auch jetzt, drei Monate nach Beendigung der Diät, sehr gut, das bestätigt mir auch mein Arzt. Der so verhasste Jojo-Effekt ist ausgeblieben und ich versuche mich „normal" zu ernähren. Kalorien zähle ich nicht, jedoch kontrolliere ich regelmäßig mein Gewicht. Und wenn ich einmal völlig über die Stränge geschlagen habe, dann versuche ich an den nächsten Tagen einfach ein wenig kürzer zu treten. So entsteht kein Druck und ich kann mein Gewicht bisher sehr gut halten. Ein McDonald's-Restaurant besuche ich zwar nicht mehr täglich, aber trotzdem immer mal wieder. Denn nach wie vor ist der McRib® mein absolutes Lieblingsessen.

Sollte ich mein Gewicht irgendwann nicht mehr halten können, dann werde ich wieder auf die Burger-Diät zurückgreifen, um mein Idealgewicht zu erreichen, bis ich (glaubhaft) eines Besseren belehrt werde.

Ich wünsche Ihnen, lieber Leser, dass Sie genau wie ich Ihren eigenen Weg suchen, finden, gehen und dann genau wie ich Ihr Ziel vom persönlichen Idealgewichts erleben dürfen.

Und wenn mein Buch Sie zu einer eigenen Diät-Idee motiviert haben sollte, würde ich mich natürlich über ein Feedback von Ihnen sehr freuen. Alle Infos zu diesem Buch und eine Kontaktmöglichkeit finden Sie auf **www.burger-diät.de**

Mit freundlichen Grüße
ein endlich schlanker Maik Metze

ANHANG

QUELLENVERZEICHNIS
[1] http://www.mcdonalds.de ; http://www.mcdonaldsmenu.info
[2] http://www.wer-weiss-was.de
[3] http://www.strunz.com
[4] Forever Young – Das Erfolgsprogramm, Dtv Verlag
[5] http://www.brigitte.de
[6] http://www.kaloma.de
[7] WeightWatchers, Der 4 Wochen Power Plan, GU Verlag

INTERVIEW/HÄUFIGE FRAGEN

1.) Die „Burger-Diät"? Das ist doch von McDonald's gesponsert, oder nicht?

Keineswegs, im Gegenteil. Ich stand bei der Durchführung dieser Diät zu keinem Zeitpunkt in Kontakt mit McDonald's und habe jeden Burger und alles andere für dieses Buch selber bezahlt. Es war sogar so, dass McDonald's mir die Erlaubnis verwehrt hat, ihre eigenen Produktfotos in diesem Buch zu verwenden. So etwas muss man vor der Veröffentlichung eines Buches immer abklären, und hier war der Konzern in keiner Weise interessiert, mich zu unterstützen. Ich wollte ja kein Geld, sondern nur die Bildrechte, aber selbst das war nicht gewollt.

Ich hätte diese Diät auch mit jeder anderen Fast-Food-Kette gemacht, oder die Pizza-Diät, wenn das mein Lieblingsessen wäre.

2.) Hast du wirklich mit Burger & Pommes abgenommen, oder jeden Tag nur Salate gegessen?
Nein, ich habe wirklich Burger, Pommes und ab und zu Salate gegessen. Aber eigentlich immer das, worauf ich gerade Lust hatte, ohne Einschränkungen.

3.) Die Diät hatte doch bestimmt einen krassen JoJo-Effekt, oder?
Nein, überhaupt nicht. Ich kann mein Gewicht bis zum heutigen Tag hervorragend halten. Durch die Diät habe ich vielmehr gelernt, auf meinen Körper und gleichzeitig auf meine Psyche zu hören, und damit mein Essverhalten zu kontrollieren.

4.) Bei dem Film „Supersize Me" ist der Typ krank geworden durch McDonald's nach nur 30 Tagen. Das muss doch auch krank machen, oder nicht?
Mein Arzt sagt etwas anderes. Dass der Autor von „Supersize Me" so krank geworden ist, hängt sicherlich damit zusammen, dass er am Tag größtenteils über 7000 kcal zu sich genommen hat. Bei der Menge werden Sie auch mit jeder anderen Ernährungsform krank und dick, wenn Sie nicht gerade Spitzensportler sind.

5.) Also nur „FdH" bei McDo.? Dann kann ich ja auch WW oder Low Fat machen!
Natürlich! Ich habe durchschnittlich ca. 1300 kcal am Tag gegessen. Das entspricht den Empfehlungen, die auch die anderen Diäten geben. Damit habe ich abgenommen und mein Idealgewicht erreicht. Der entscheidende Unterschied zu allen anderen Diäten war bei mir der, dass ich auch meinen psychischen Hunger befriedigt habe. Und der war mehr als alles andere für meine bisher gescheiterten Versuche verantwortlich. Wenn jemand anderes perfekt mit Low Fat, Atkins, einer Pizza-Diät

oder mit der Kohlsuppe abnehmen kann, dann soll er das ja auch tun. Diese Diät ist keine weitere, neue Diät, sondern die Beschreibung meines persönlichen, eigenen Weges. Jeder muss da sein eigenes Ideal finden. Meiner Meinung nach gibt es nicht die „perfekte Diät", sondern nur die „individuell passende Diät".
Viele Wege führen nach Rom, und dieser hier war meiner.

6.) Ein halbes Jahr nur Burger & Co? Das ist doch völlig ungesund!
Wenn ich meinen ärztlichen Untersuchungsergebnissen Glauben schenke, dann nicht. Die Ernährung ist nicht so unausgewogen, wie man auf den ersten Blick glauben möchte. Ich denke außerdem, dass der häusliche Durchschnitt weniger Salatblätter zu Gesicht bekommt, als ich während dieser Diät täglich durch die Burger zu mir genommen habe. Ich möchte mich hier nicht hinstellen und die Frage diskutieren, wie gesund oder ungesund das Essen von McDonald's ist. Das ist nicht meine Aufgabe. Meinem Körper hat es in jedem Fall weniger geschadet, ein halbes Jahr lang nur Fast Food zu essen, als weiterhin dick zu sein. Das ist eine Tatsache.

7.) Ist die Burger-Diät eine Diät oder eine Ernährungsumstellung?
Es ist für mich natürlich eine Diät gewesen. Aber ich habe durch diese Diät gelernt, mein allgemeines Essverhalten zu verändern, auch hinterher. Das hat bisher keine der anderen Diäten oder „Ernährungsumstellungen" geschafft.
Für den Rest meines Lebens täglich Burger und Pommes essen möchte ich aber nicht, schon allein wegen der Einseitigkeit. Ich möchte ja auch nicht für den Rest meines Lebens nur noch mein Lieblingslied hören. Aber durch diese Diät kann ich endlich immer mal zwischendurch mein Leibgericht essen, ohne ein

schlechtes Gewissen oder irgendwelche Ängste zu haben. Für mich ist das fantastisch!

8.) Ich möchte selber auch die Burger-Diät machen. Was muss ich dafür tun?

Besprechen Sie Ihr Vorhaben auf jeden Fall mit einem Arzt Ihres Vertrauens. Unabhängig von der Art der Ernährung habe ich mit einem relativ starken Kaloriendefizit abgenommen. Das hat auf jeden Menschen eine unterschiedliche Auswirkung, und Sie sollten sich auf jeden Fall regelmäßig ärztlich kontrollieren lassen. Ich kann mich an dieser Stelle nicht für evtl. auftretende Schäden verantwortlich zeichnen. Ich gebe keine Empfehlung mit diesem Buch heraus, sondern beschreibe lediglich damit mein eigenes Experiment. Nachahmung auf eigene Gefahr. Für den Fall, dass Sie einen ähnlichen Weg versuchen einzuschlagen, habe ich Ihnen meine Vorlagen in den Anhang dieses Buches gepackt. Machen Sie damit, was Sie für richtig halten. Wenn Sie erfolgreich damit sind, freue ich mich aber in jedem Fall auf Ihre ganz persönlichen Erfahrungsberichte.

DIE BURGER-DIÄT

**FOTOS
VORHER**

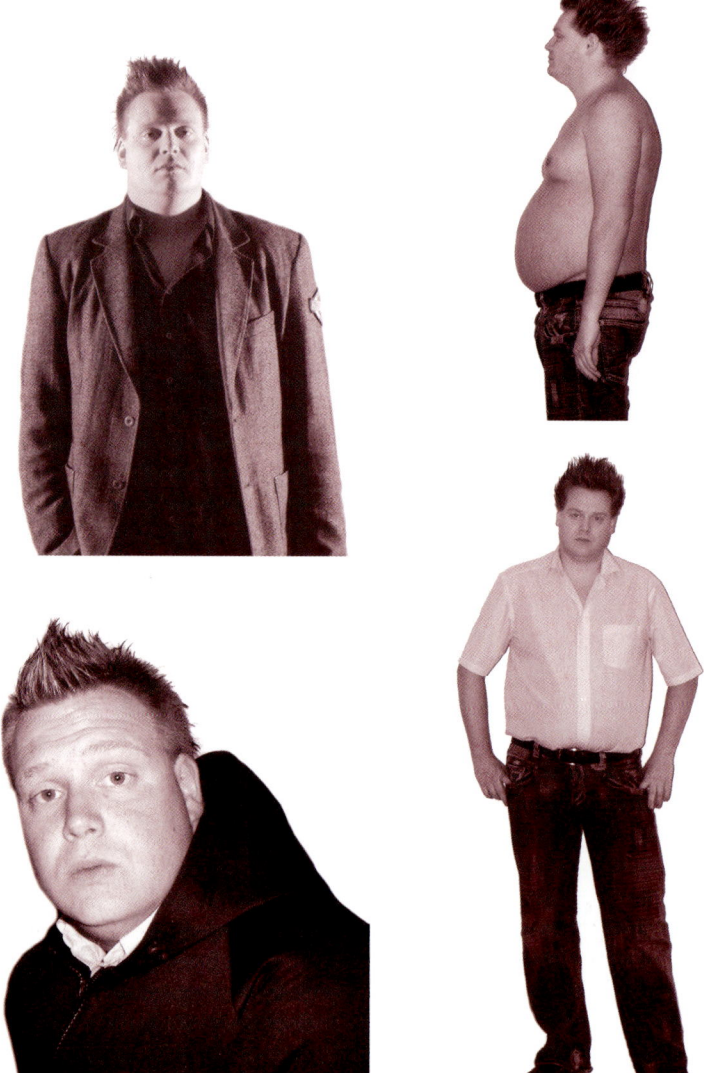

DIE BURGER-DIÄT

**FOTOS
NACHHER**

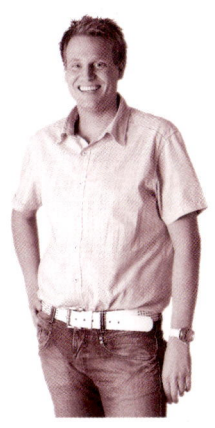
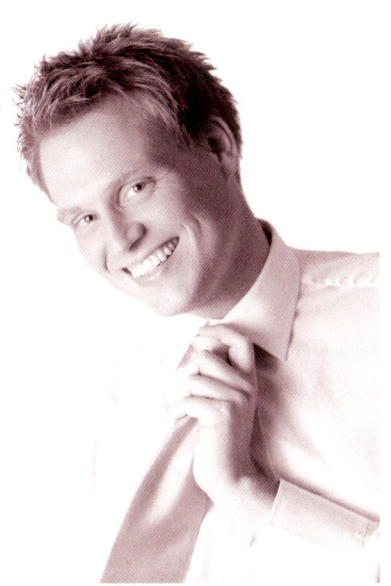
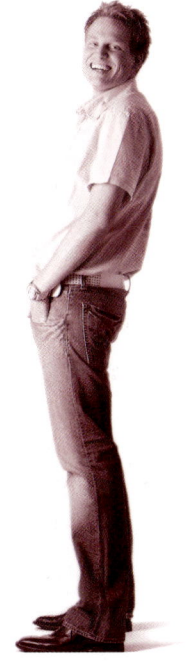
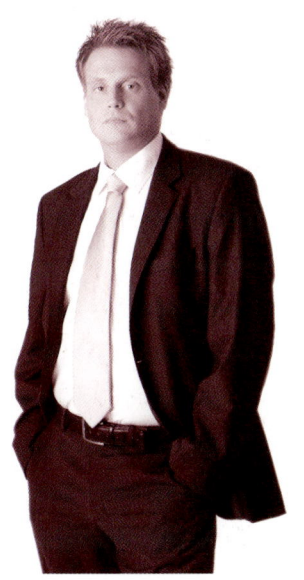

ANHANG — DIE BURGER-DIÄT

Statistik

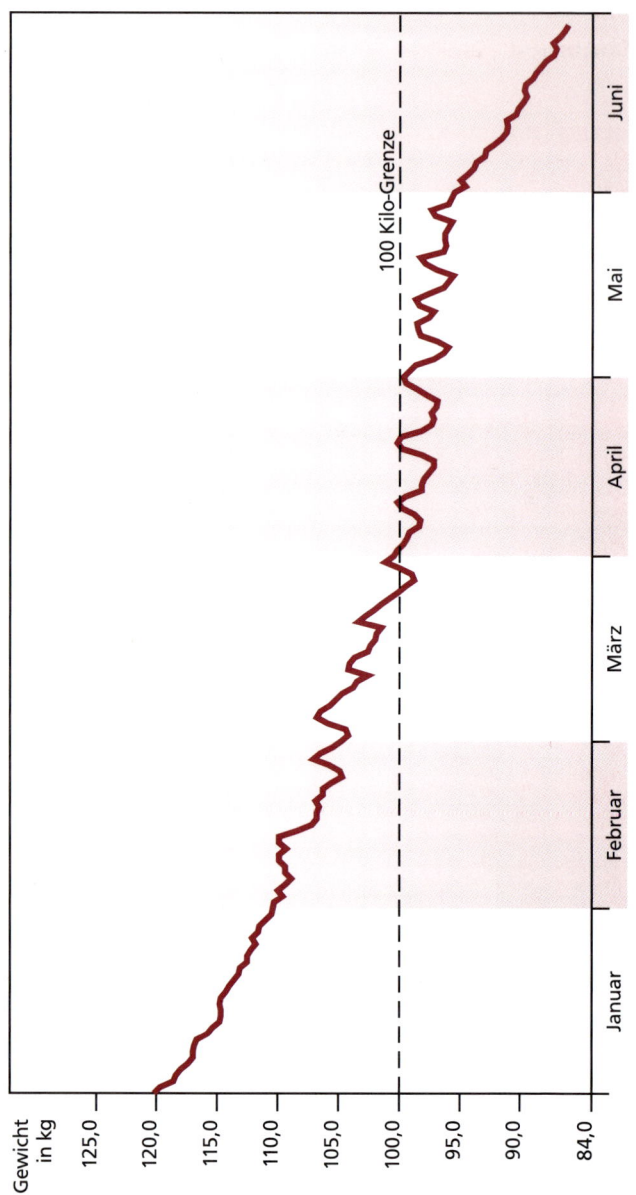

DIE BURGER-DIÄT — ANHANG

Blutbilder
Blutbild 01/2007

Messwert	Parameter	Einheit	Referenzbereich	Grafik
74	Glukose	mg/dl	60 – 110	[. * . . . . .]
0,96	Kreatinin	mg/dl	0,70 – 1,40	[. . * . . . .]
7,94	Harnsäure	mg/dl	3,40 – 7,00	[. . . . . . . *]
78	Gamma-GT	U/l	0 – 55	[. . . . . . . *]
32	GOT	U/l	0 – 35	[. . . . . * .]
83	GPT	U/l	0 – 45	[. . . . . . . *]
64	Triglyzeride	mg/dl	50 – 200	[. * . . . . .]
194	Cholesterin	mg/dl	150 – 250	[. . . * . . .]
281	Thrombozyten	Tsd/µl	150 – 300	[. . . . . . * .]
5,74	Leukozyten	Tsd/µl	4,00 – 9,40	[. * . . . . .]
5,03	Erythrozyten	Mio/µl	4,60 – 6,20	[. . * . . . .]
15,2	Hämoglobin	g/dl	14,0 – 18,0	[. . * . . . .]
44,0	Hämatokrit	l/l*100	40,0 – 54,0	[. . * . . . .]
87,5	MCV	fl	83,0 – 93,0	[. . . * . . .]
30,2	MCH	pg	28,0 – 32,0	[. . . * . .]
34,5	MCHC	g/dl	32,0 – 36,0	[. . . . * . .]
>60	GFR (MDRD)	ml/min/1,73		

ANHANG — DIE BURGER-DIÄT

Blutbild 03/2007

Messwert	Parameter	Einheit	Referenzbereich	Grafik
77	Glukose	mg/dl	60 - 110	[.. * ....]
0,99	Kreatinin	mg/dl	0,70 - 1,40	[.. * .....]
7,56	Harnsäure	mg/dl	3,40 - 7,00	[....... *]
18	Gamma-GT	U/l	0 - 55	[.. * ......]
26	GPT	U/l	0 - 45	[... * ...]
134	Cholesterin	mg/dl	150 - 250	[* ....]
215	Thrombozyten	Tsd/µl	150 - 300	[.. * .....]
5,72	Leukozyten	Tsd/µl	4,00 - 9,40	[.. * .....]
5,05	Erythrozyten	Mio/µl	4,60 - 6,20	[.. * ......]
15,1	Hämoglobin	g/dl	14,0 - 18,0	[.. * .....]
44,9	Hämatokrit	l/l*100	40,0 - 54,0	[.. * .....]
88,9	MCV	fl	83,0 - 93,0	[... * .....]
29,9	MCH	pg	28,0 - 32,0	[.. * .....]
33,6	MCHC	g/dl	32,0 - 36,0	[.. * .....]
>60	GFR (MDRD)	ml/min/1,73		

DIE BURGER-DIÄT　　　ANHANG

Blutbild 05/2007

Messwert	Parameter	Einheit	Referenzbereich	Grafik
86	Glukose	mg/dl	60 - 110	[...*...]
0,86	Kreatinin	mg/dl	0,70 - 1,40	[.*.....]
4,44	Harnsäure	mg/dl	3,40 - 7,00	[.*.....]
30	Gamma-GT	U/l	0 - 55	[...*...]
41	GPT	U/l	0 - 45	[......*.]
143	Cholesterin	mg/dl	150 - 250	[*.......]
208	Thrombozyten	Tsd/µl	150 - 300	[..*.....]
6,26	Leukozyten	Tsd/µl	4,00 - 9,40	[..*.....]
4,51	Erythrozyten	Mio/µl	4,60 - 6,20	[*.......]
13,2	Hämoglobin	g/dl	14,0 - 18,0	[*.......]
41,1	Hämatokrit	l/l*100	40,0 - 54,0	[.*.....]
91,1	MCV	fl	83,0 - 93,0	[....*..]
29,3	MCH	pg	28,0 - 32,0	[.*.....]
32,1	MCHC	g/dl	32,0 - 36,0	[*.......]
>60	GFR (MDRD)	ml/min/1,73		

Blutbild 07/2007

Messwert	Parameter	Einheit	Referenzbereich	Grafik
78	Glukose	mg/dl	60 - 110	[. . * . . . .]
0,98	Kreatinin	mg/dl	0,70 - 1,40	[. . * . . . .]
4,30	Harnsäure	mg/dl	3,40 - 7,00	[. * . . . . .]
31	Gamma-GT	U/l	0 - 55	[. . . * . . .]
44	GPT	U/l	0 - 45	[. . . . . . *]
155	Cholesterin	mg/dl	150 - 250	[* . . . . . .]
216	Thrombozyten	Tsd/µl	150 - 300	[. . * . . . .]
6,18	Leukozyten	Tsd/µl	4,00 - 9,40	[. . * . . . .]
5,00	Erythrozyten	Mio/µl	4,60 - 6,20	[. * . . . . .]
15,1	Hämoglobin	g/dl	14,0 - 18,0	[. * . . . . .]
42,1	Hämatokrit	l/l*100	40,0 - 54,0	[* . . . . . .]
89,1	MCV	fl	83,0 - 93,0	[. . . * . . .]
30,1	MCH	pg	28,0 - 32,0	[. . * . . . .]
33,9	MCHC	g/dl	32,0 - 36,0	[. . * . . . .]
>60	GFR (MDRD)	ml/min/1,73		

DIE BURGER-DIÄT   ANHANG

Spermiogramm 07/2007
Ergebnis: Normozoospermie

Hormone	Messwert	Einheit	Referenzbereich
FSH	4,56	mU/ml	1,5 - 12,4
LH	4,04	mIU/ml	1,7 - 8,6
Prolaktin	13,4	ng/ml	4,04 - 15,2
Testosteron	5,69	ng/ml	2,8 - 8,0
HCG	<0,6	mIU/ml	< 2,6
Alpha-Fetoprotein	1,6	ng/ml	< 7,0

ANHANG — DIE BURGER-DIÄT

Meine Vorlage

Datum: ....
Resttage: ....
Gewicht (morgens): ....
Blutdruck (morgens): ....
Aufstehzeit: ....
Schlafenszeit: ....
Was habe ich heute gegessen: ....
....
....
Was habe ich heute getrunken: ....
....
....

Tageskalorienzahl: ....
Sport: ....
....
....
....
....
Wie ist mein Gemütszustand: ....
....
....
....
....

Bemerkungen: ....
....
....
....
....

Ebenfalls erhältlich im zsr Verlag:

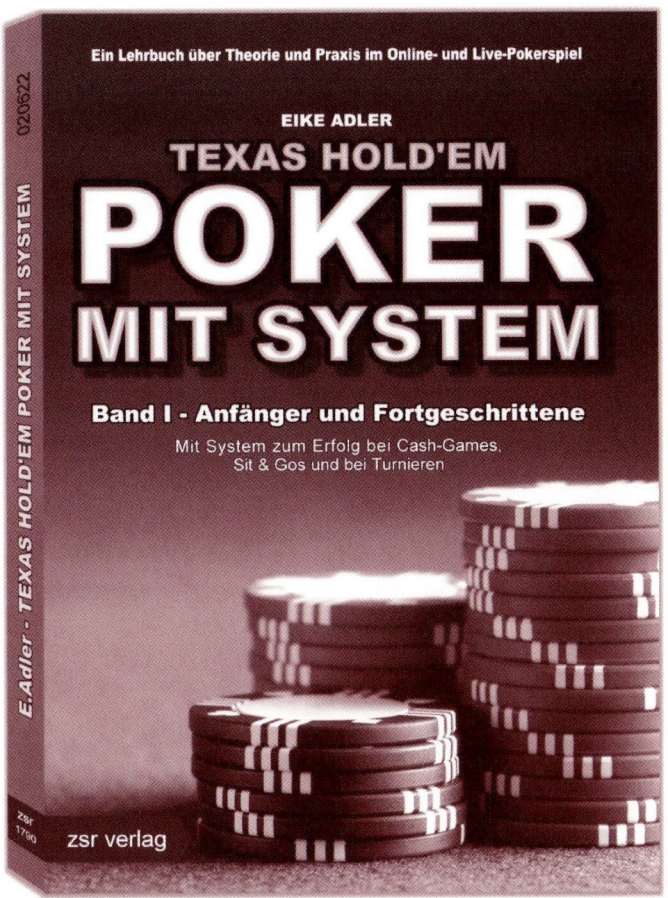

E.Adler: Texas Hold'em - Poker mit System
Band I - Anfänger und Fortgeschrittene

Mit dem Amazon-Bestseller "Poker mit System" lernen Sie, wie man dauerhaft am Pokertisch zu den Gewinnern gehört. In den gut strukturierten Lektionen und Übungen vermittelt der Autor Schritt für Schritt die wichtigsten Strategien zum stetigen Ausbau des eigenen Pokerkontos. Ebenso wird erklärt, wie man dauerhaft Erfolg bei großen und kleinen Turniere haben kann. Das Lehrbuch, das mittlerweile zu Deutschlands meistgekauften Pokerbüchern gehört, eignet sich für Anfänger ebenso wie für fortgeschrittene Pokerspieler.

Eine Leseprobe finden Sie auf: **www.poker-mit-system.de**

Ebenfalls erhältlich im zsr Verlag:

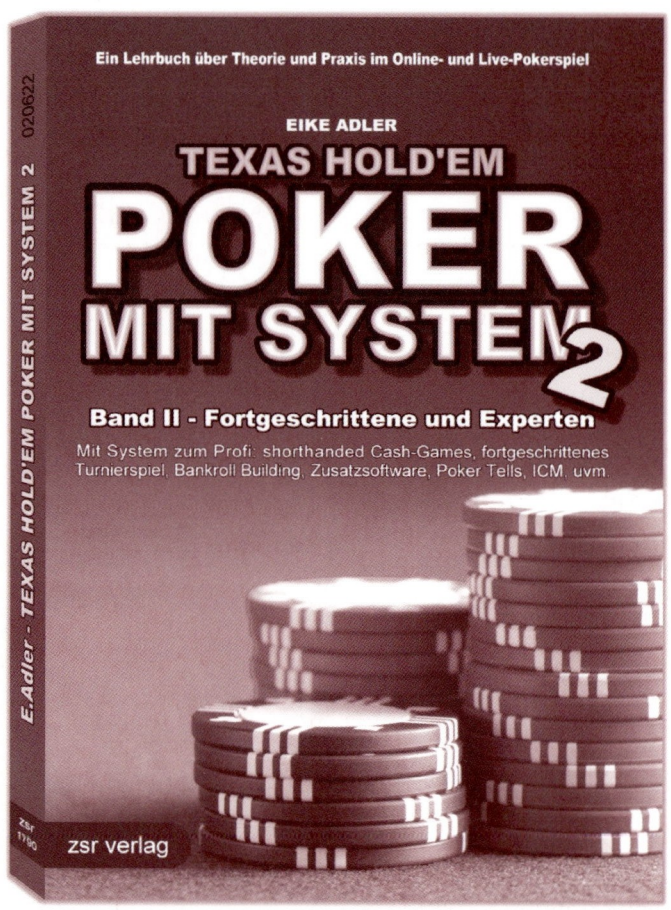

E.Adler: Texas Hold'em - Poker mit System 2
Band II - Fortgeschrittene und Experten

"Texas Hold'em - POKER MIT SYSTEM 2" schließt dort an, wo der erste Band aufgehört hat. Der Autor vertieft im zweiten Teil die wichtigen Strategien aus Band 1, und geht dabei besonders auf die Gewinnmaximierung bei der Planung einer dauerhaften Pokerkarriere ein. Lernen Sie, wie Sie Ihren Gegner lesen, seine Karten erahnen, und mithilfe von Adler's System dauerhaft Cash-Game und Turniere schlagen können. "Poker mit System 2" erklärt außerdem als erstes deutsches Buch die Systeme der großen Profis wie das ICM oder SAGE-System. Adler zeigt Ihnen in diversen Übungen, wie auch Sie erfolgreich damit gewinnen.

Eine Leseprobe finden Sie auf: **www.poker-mit-system.de**

LADE DIR JETZT DIE KOSTENLOSE TESTVERSION HERUNTER:
www.sharktoolz.net oder www.poker-reader.net

Das Profi-Zusatztool zum Online-Pokern

- Kenne Deine Gegner...
- Finde Ihre Schwächen...
- Durchschaue Ihre Taktik...
- Ahne Ihren nächsten Zug...
- Statistiken und Grafiken über Dein Spiel...
- Alle Daten über Deine Gegner siehst du am Tisch...

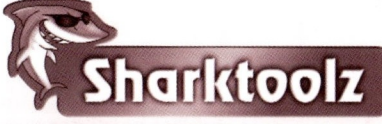

Poker-Reader
"Werde zum Hai an deinem Tisch"

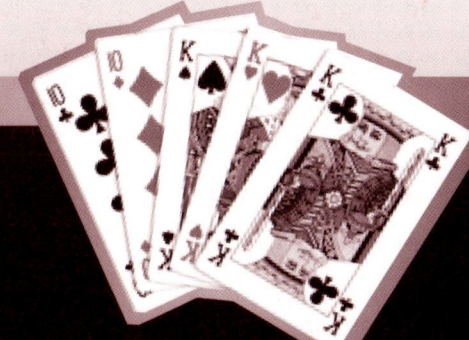

ACHTUNG! BONUSCODE
für alle "Die Burger-Diät"-Leser: "DBD10"
mit diesem Code erhaltet Ihr einen 10,- Euro Gutschein bei der Bestellung des Poker-Readers!

©2007
zsr VERLAG